JN188944

データのみかたから
検定・多変量解析まで

すぐできる！
リハビリテーション

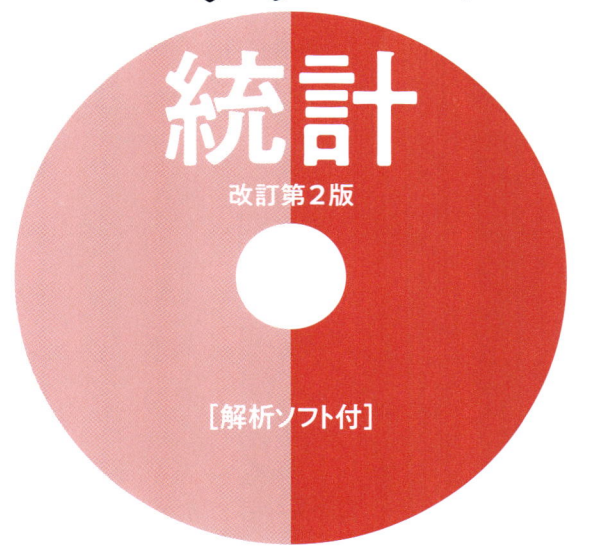

統計
改訂第2版

［解析ソフト付］

監修
山本澄子
谷　浩明
著
勝平純司
下井俊典
窪田　聡

南江堂

| 監　　修 | 山本澄子 | やまもと すみこ | 国際医療福祉大学大学院保健医療学専攻 教授 |
| | 谷　浩明 | たに ひろあき | 国際医療福祉大学保健医療学部 教授 |

| 統計監修 | 佐藤真人 | さとう まさと | 大和徳州会病院麻酔科 |

著　　者	勝平純司	かつひら じゅんじ	東洋大学福祉社会デザイン学部 教授
	下井俊典	しもい としのり	千葉大学大学院附属専門職連携教育研究センター 特任准教授
	窪田　聡	くぼた さとし	国際医療福祉大学小田原保健医療学部 准教授

改訂第2版の序

　このたび「すぐできる！リハビリテーション統計」の改訂第2版を刊行することとなりました．本書の初版は，リハビリテーションに従事する医療関係者にとって使いやすい統計の本を目指し，2012年10月に刊行しました．世の中にたくさんの統計の本がある中で，おかげさまで多くの方々に使っていただき改訂第2版を刊行することができました．使っていただいた方々に心よりお礼を申し上げます．

　ここ数年，以前にも増して医療にエビデンスが求められるようになり，このことはリハビリテーションの分野でも例外ではありません．そのため，医療関係者が学会などで自身の研究について発表をしたり，論文を書いたりする機会が増えています．発表を聞く方，論文を読む方に対して説得力がある説明をするために，統計は不可欠な道具です．「統計は苦手」とはいっていられない状況にますますなってきていると感じます．

　本書の初版は教育機関で教科書として採用していただき，また病院内の勉強会でもテキストとして多く使用していただきました．初版を使っていただいた方からは，わかりやすい，すぐに使えるというお褒めの言葉をいただきましたが，一方でわかりづらい箇所や説明が不足している箇所のご指摘もいただきました．これらにつきましては改訂にあたってできる限り修正をいたしました．改訂第2版についても忌憚のないご意見をいただき，より使いやすい書籍を目指したいと考えております．

　本書の特徴である，すぐに使える統計ソフト（JSTAT for Windows）とソフトを使用した例題のデータが付属のCD-ROMに含まれていることは初版と変わりません．JSTAT for Windowsは麻酔科医師の佐藤真人先生が開発された統計ソフトです．初版に比べてより簡便に作図ができるようにパワーアップしたものを添付させていただきました．このソフトは有料で配信されているものですが，佐藤先生のご厚意により引きつづき本書の付属CD-ROMに含めさせていただくことになりました．ソフトの使用を快諾してくださった佐藤先生にこの場を借りてあらためてお礼を申し上げます．

　以上のような特徴をもつ本書を活用して，多くのリハビリテーションに関わる医療関係者が自信をもって統計を使えるようになることを願っています．

2019年6月

山本澄子

谷　浩明

初版の序

　リハビリテーションに従事する医療関係者が研究を行う際に統計は避けて通れないツールです．しかし，医療関係者の中には統計はむずかしいから苦手と考えている方が多いのではないでしょうか．本書はこのような方のための統計の解説書です．今，世の中にはたくさんの統計の本があり，書店にいけば多くの本が書棚に並んでいます．それらの中で本書には以下の 3 つの特徴があります．

　1 つ目の特徴は，本書では医療関係者が統計を使う際に知っておかなければならないことだけに内容を絞っていることです．本書の著者は全員が医療関係の大学で実際に統計を教えている教員です．今までの経験にもとづいて，統計を使う際に必要な最低限の知識と，統計にくわしくない方が間違えやすい内容を考慮して執筆しました．

　2 つ目の特徴は，それぞれの統計について結果の提示方法を示していることです．研究結果を学会で発表したり論文投稿する際には，結果を正しく表示する必要があります．せっかく統計を使ってもプレゼンテーションの方法が間違っていると結果を正しく伝えることができません．本書では，グラフと文章で統計の種類ごとに結果の具体的な提示方法を示しました．プレゼンテーションの参考に利用してください．

　3 つ目の特徴は，すぐに使える統計解析ソフト（JSTAT for Windows）とソフトを使用した例題のデータが付属 CD-ROM に含まれていることです．JSTAT for Windows は，けいゆう病院麻酔科医の佐藤真人先生が開発された統計ソフトです．このソフトは有料で配信されているものですが，今回は佐藤先生のご厚意により本書の付属 CD-ROM に含めさせていただくことになりました．ソフトの使用を快諾してくださった佐藤先生にこの場を借りてあらためてお礼を申し上げます．

　以上のような特徴をもつ本書を活用して，多くのリハビリテーションに関わる医療関係者が自信をもって統計を使えるようになることを著者一同で願っています．

　2012 年 9 月

山本澄子

谷　浩明

目　次

* Microsoft Excel から JSTAT へコピー→ペーストができない場合は Excel「セルの書式設定」
→「表示・形式」タブより分類を「標準」に指定して下さい（標準以外の書式が適用されている
場合，JSTAT にペーストできません）.

付属 CD-ROM の使い方

①プログラムの起動

ディスクを CD ドライブにセットすると，自動でプログラムが起動し，メニュー画面が表示されます．

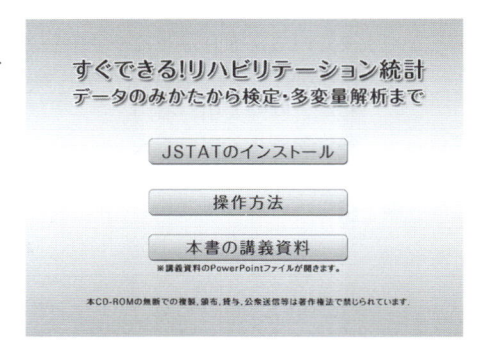

自動的に起動しない場合は，「CD ドライブアイコンを右クリック」→「自動再生」をクリックします．

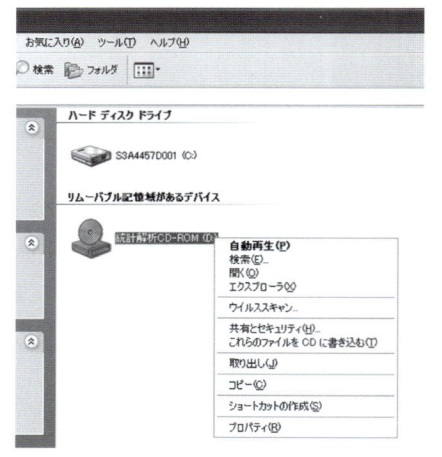

② JSTAT のインストール

トップメニューにある「JSTAT のインストール」をクリックします．

「FreeJSTAT のインストール」というウィンドウが開くので，「次へ」をクリックします（特に理由がない限り，インストール先を変更する必要はありません）．

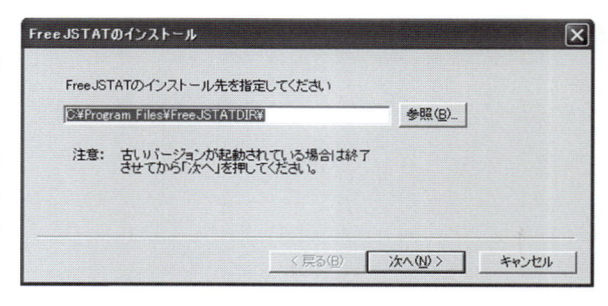

するとこのようなウィンドウが立ち上がります. チェックを入れて「次へ」をクリックすると, インストールが開始されます.

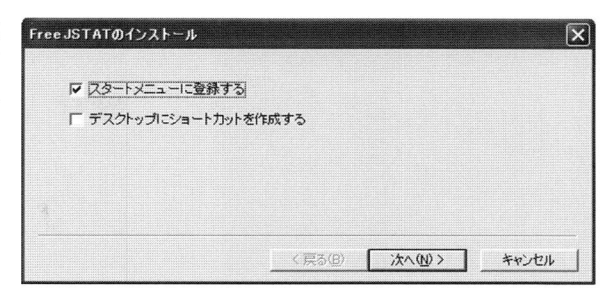

インストールが完了すると, この画面が表示されます. 「完了」をクリックすると, JSTAT が起動します.

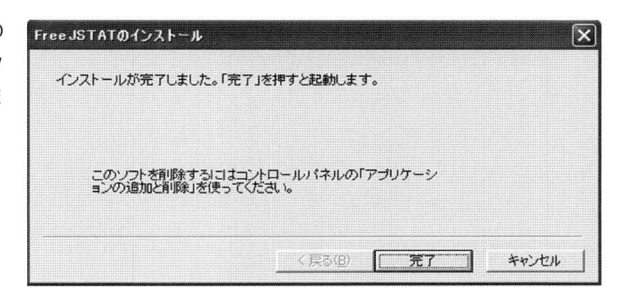

③ JSTAT 操作方法の解説

トップメニューにある「操作方法」をクリックします.

見たい操作方法をクリックします(ここでは 7. 多変量解析を選択しました).

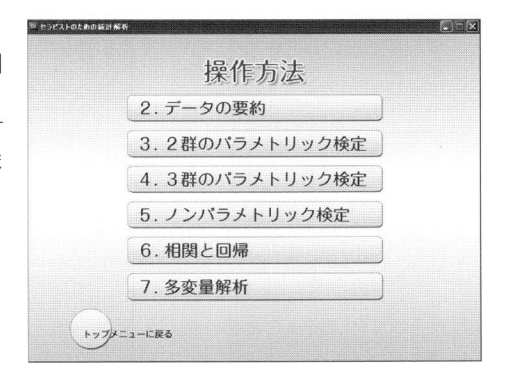

「例題」をクリックすると操作方法が表示されます. 「解析用データ」をクリックすると, 解析に必要なサンプルデータ(Excel ファイル)が起動します.

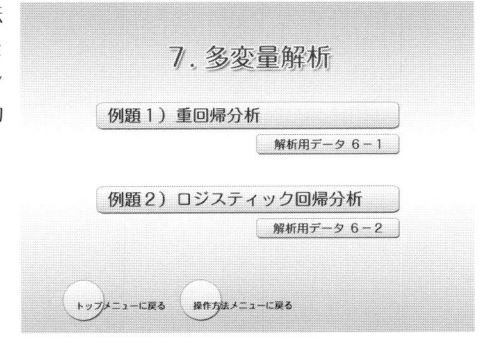

④講義資料について

本書を用いて講義を行う際に用いる資料です. 本書を使用しながら統計解析を行う上で用いることはありません. 「本書の講義資料」をクリックすると, フォルダが開きます.

1 統計の基礎

Key Words
● 代表値 ● 検定 ● 尺度 ● パラメトリック ● ノンパラメトリック
● 対応 ● 母集団 ● 標本 ● 推測統計学

1. なぜ「統計」が必要なのか

　最初に，なぜ研究結果を「統計」を使って検討しなければならないのか，ということについて考えてみましょう.

　例えば，ある筋力トレーニング・プログラムの効果を検証するための研究をしました. そのために筋力に差がない健常成人 10 名を集め，5 名ずつのグループに分けました. そして片方のグループの 5 人には 4 週間のトレーニング・プログラム A を実施し，もう片方のグループの 5 人に 4 週間のトレーニング・プログラム B を実施しました. 4 週間後に 10 人の筋力を測定したところ，4 週間前からの筋力の変化量が**図 1** のような結果となりました.

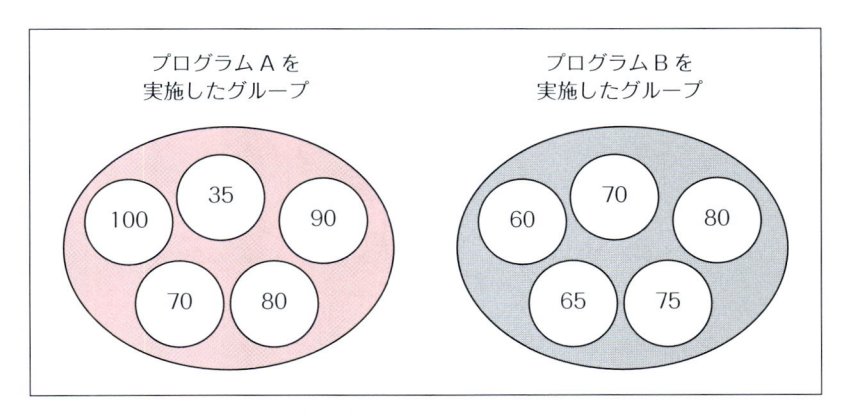

図 1　筋力トレーニング・プログラムによる筋力の変化量

　プログラム A を実施したグループには筋力が 100 の人や 90 の人もいますが，35 の人もいます. 対してプログラム B を実施したグループには 35 のような人はいませんが，90 のような人もいません.

　この 2 つのグループの筋力の変化量を比べるにはどうすればいいでしょうか.

　まず 2 つのグループの違いをわかりやすくするためにする方法の 1 つが, グループの中の複数の数値を 1 つの数値にまとめてみるということです. グループの中の複数の数値をまとめた 1 つの数値のことを**代表値**といいます. 代表値には複数ありますが, 最もポピュラーな代表値は**平均値**(mean)でしょう(代表値については第 2 章で詳しく述べます). まずどちらのグループも平均値を出してみようと思われた方は少なくないのではないでしょうか. もしもそうならば, このとき「これらの数値を代表値で簡単に表すとどうなるのだろう」という統計学的思考が実は働いているのです.

　では先ほどの例の 2 つのグループの平均値をそれぞれ算出してみましょう. まずプログラム A を実施したグループは,

$$\frac{(100+70+35+80+90)}{5}=75$$

　対してプログラム B を実施したグループは,

$$\frac{(60+65+70+75+80)}{5}=70$$

となります. こうしてみると, プログラム A を実施したグループの方がプログラム B を実施したグループに比べて平均値が大きく, プログラム A の方が効果があったといえることになります…でしょうか?

　もしかすると, 平均値が大きければいいと考える人もいれば, 2 グループの平均値の違いが 5 程度ならば, たいした差ではないと考える人もいるかもしれません. そこで, そうした主観的な判断ではなく, 客観的に, つまり誰が見ても「異なっている」あるいは「差がある」ということを示す必要があります. そのための手順の 1 つがいわゆる「統計」あるいは「統計解析手法」といわれているものなのです. 一連の手順を踏んで統計学の見地から異なっているということが明らかになったとき, それは単なる差があるのではなく, 聞き覚えのあるあの**有意差**があると表現できるのです.

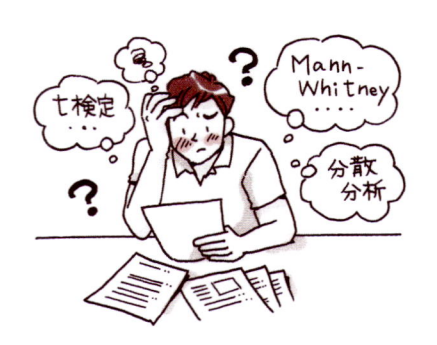

　しかし, いざその統計解析手法を使ってみようとして統計学の本を開いてみると, 「t 検定」や「分散分析」さらには「マン・ホイットニー Mann-Whitney の U 検定」「カイ 2 乗 χ^2 検定」など読み方もわからないような用語が並んでいて, もうそれだけで頭がいっぱいになってしまいます. どの方法を使ったらいいのかもわからないかもしれません.

でも実は，統計解析手法を選択するには，ある一定のルールがあります．一見そのルールは複雑そうに見えるかもしれませんが，ゆっくりたどっていけばそれほどでもありません．ではさっそく適切な統計解析手法を選択する手順について順を追って説明しましょう．

2. 統計解析手法を選択する2つの手順

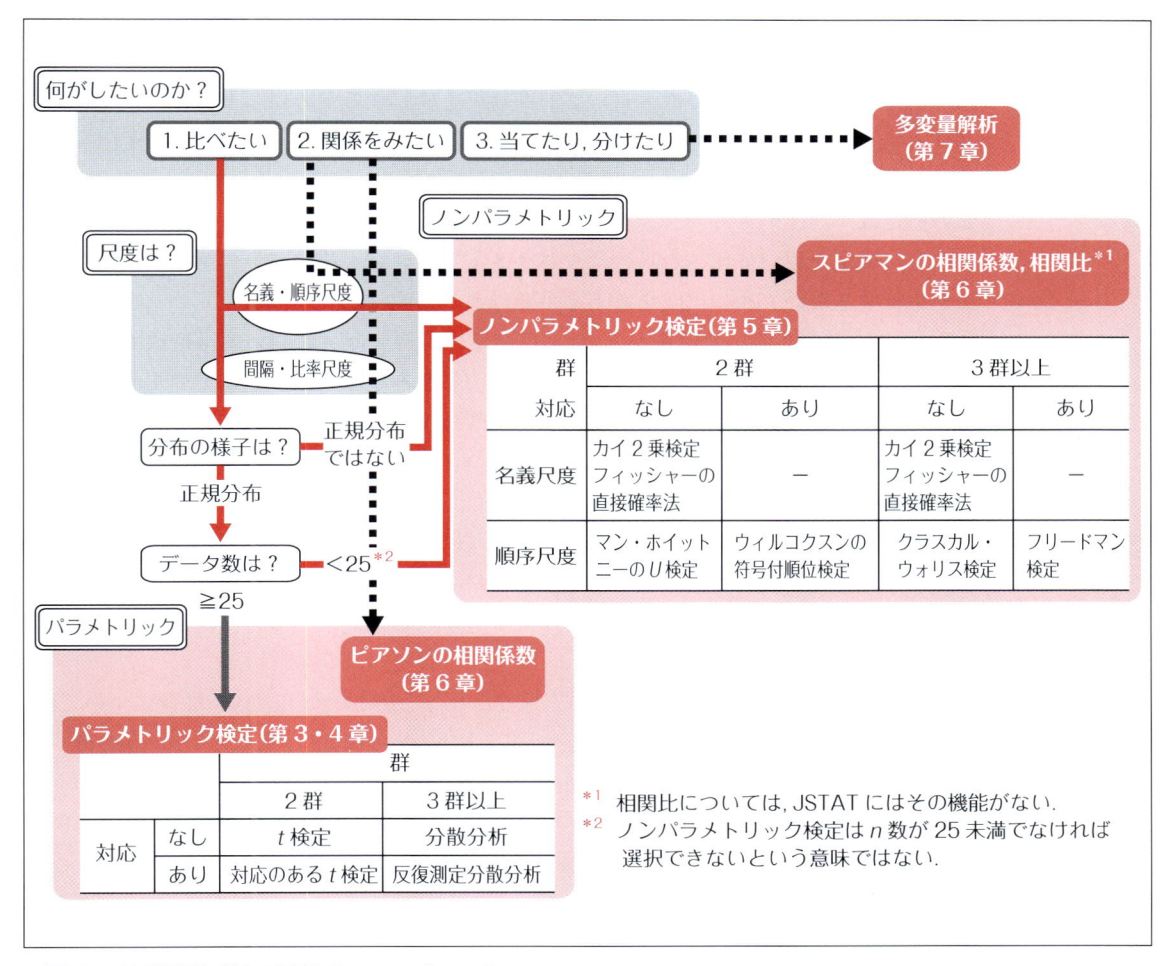

図2　統計解析手法の選択のフローチャート

前述した統計解析手法を選ぶある一定のルールをフローチャートに表すと**図2**のようになります．この手順でまず考えなければならないのは，次の2つのことです．その1つ目は，**「その研究で何がしたいのか？」**ということです．そして2つ目は，**「扱うデータの尺度が何か」**ということです．

■ 何がしたいのか？

> ①「比べたい」のか？
> ②「関係がみたい」のか？
> ③「当てたり」「分けたり」したいのか？

　まず，その研究で「何がしたいのか？」ということ考えてみましょう．研究で何がしたいかは，大きく次の3つに絞られるのではないでしょうか．

　1つ目は，「何かと何かを比べたい」ときです．例えば先の筋力トレーニングの例がこれに当たります．この例ではトレーニング効果を検討するために，トレーニング・プログラムAを実施したグループとプログラムBを実施したグループの筋力の変化量を比べました．このように「比べたい」ときには，多くの場合，**検定**という手法を選択します．この検定は，パラメトリックな手法とノンパラメトリックな手法の2つの種類に分けられます．検定を用いて比べる場合は，パラメトリックな手法かノンパラメトリックな手法を選択するため，次の尺度を考える手順に進みます（**図2**）．

　2つ目は「何かと何かの関係がみたい」場合です．例えば，新しい評価指標の有効性を確認するために元々ある既存の評価指標との関係をみるというときなどです．このように「関係がみたい」ときには，多くの場合，**相関**という手法を選択します（第6章参照）．この相関係数にもパラメトリックな手法とノンパラメトリックな手法がありますので，やはり次の尺度を考える手順に進みます（**図2**）．しかし，例えば年齢と歩行速度の関係をみたいというときには，相関係数を使うことはできますが，検討方法はこれだけではありません．対象者を若年者と高齢者の複数のグループに分けて，グループ間の歩行速度を比べることで関係をみることも可能です．この場合には，前述の検定という手法を使用することになります．

　3つ目の「たくさんのデータを使って"当てたり"，"分けたり"したい」場合については，**多変量解析**という手法が必要になります（第7章参照）．例えば「当てる」というのは，年齢，性別，FIM（Functional Independence Measure）のスコアなどから入院患者の在院日数を予測するような場合のことです．また，「分ける」というのは，年齢，性別，FIMのスコアなどから入院患者の在院日数が30日以内になるかどうかを予測するような場合のことです．

■ 扱うデータの尺度は何か？

> ①尺度には4種類ある．
> ②取り扱っているデータの尺度は，その4種類のうちどれに該当するのか．

　何がしたいのかを考えて「比べたい」あるいは「関係がみたい」場合に，次に考えなければならないのは取り扱うデータの**尺度**は何か，ということです．

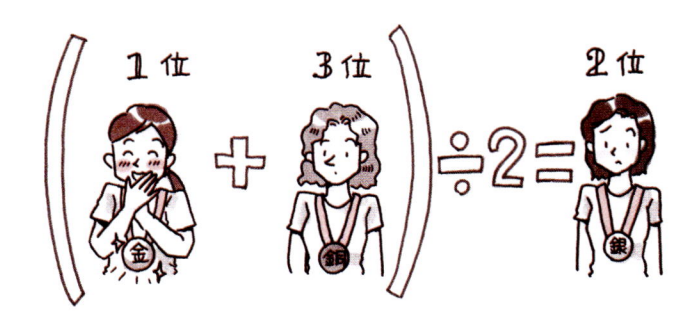

● **尺度とは**

　ここで1つ問題です．オリンピックでその種目の「1位と3位を平均すると2位である」という考え方は正しいでしょうか，正しくないでしょうか？

　きっと皆さんの多くは，なんとなく正しくないと思われるかもしれません．でも，その正しくない理由は何でしょう？

　その理由が，適切な統計解析手法を選択するときに2つ目に考えなければならない「扱うデータの尺度は何か？」ということにあります．データの尺度(scale)とは，一定のルールでデータの分類をする基準のことをいいます．この尺度は次の4種類に分けられます．

　①**名義尺度**(nominal scale)：分類や識別のために割り当てられた数値を指します．例えば，女性を1，男性を2で分類したときの数値が，この名義尺度に当たります．したがって，名義尺度の数値に大きさや順序などの意味はありません．女性が1，男性が2だからといって，男性の方が女性よりもすごいということもありませんし，男性が女性よりも2倍優れているということもありません．

　②**順序尺度**(ordinal scale)：相対的な順序関係を示す数値のことです．例えば，脳卒中片麻痺の運動機能の評価方法の1つブルンストローム・リカバリー・ステージ(BRS)がこの順序尺度に当たります．ステージⅢよりもステージⅥの方が連合運動・共同運動からの分離の度合いが高いということはいえます．しかし，順序尺度では，その数値の順序や大小関係は意味を持ちますが，数値同士の差や倍率に意味はありません．BRSの例では，ステージⅠからⅢの間の2ステップと，ステージⅣからⅥの間の2ステップは同じものではありません．また，ステージⅣはステージⅡよりも2倍動作が分離しているともいえません．

　③**間隔尺度**(interval scale)：数値の差が等間隔な尺度です．間隔尺度の例はそれほど多くはありませんが，摂氏温度(℃)がこれに当たります．例えば，20℃と25℃の5℃と，40℃と45℃の5℃は同じ5℃ですし，もちろん40℃は20℃よりも熱いということがいえます．しかし，40℃は20℃よりも2倍熱いとはいえないのです．何倍かということをいうためには(より詳しくは，数値の乗算・除算をするためには)，絶対的な原点(0ゼロ)が必要だからです．摂氏は実は水の凝固点を0℃と便宜的に設定しているだけで，その0℃は絶対的な原点ではありません．もしも温度で何倍熱い，何倍冷たいというこ

とをいうならば，絶対的な原点である絶対温度（ケルビン，K，0 K＝－273℃）を用いなければなりません．先ほどの例では，40℃と20℃は，絶対的な原点である絶対零度から数えるとそれぞれ313 K，293 K ですから，313/293＝1.07 倍熱い，ということになります．

　④**比率尺度**（ratio scale，比例尺度，比尺度ともいいます）：この K（ケルビン）のように絶対的な原点（0 ゼロ）を有する尺度のことです．時間や重さ，長さなど，リハビリテーションの臨床現場で取り扱うデータの多くは，この比率尺度に分類されます．

　先ほどのオリンピックの例では，1 位とか 3 位は順序尺度に当たります．そして複数ある数値の平均値を算出するためには，それら数値を加算した後に，データの数で除さなければなりません．乗算・除算は比率尺度でなければできませんので，「1 位と 3 位を平均すると 2 位である」という考え方は正しくない，ということになります．

> **まとめ**：一口にデータといっても，いろいろな性質がある．
> 　　　　①名義尺度→カテゴリ分類
> 　　　　②順序尺度→カテゴリに順序がついたもの，順序の間隔は不明
> 　　　　③間隔尺度→順序の間隔が一定だが原点が 0 ではない
> 　　　　④比率尺度→原点が 0

● 尺度と統計解析手法の選定

　以上の 4 つの尺度のうち，名義尺度と順序尺度は**カテゴリ変数**といわれます．このカテゴリ変数をデータとして取り扱う場合，統計法としては**ノンパラメトリック**な手法を選択します．適切な統計解析手法を選択するときに，まず，最初に考えた「何がしたいのか？」ということと照らし合わせます．カテゴリ変数について「比べたい」ときには，ノンパラメトリックな手法であるχ^2（「カイ 2 乗」と読みます）検定やマン・ホイットニーの U 検定などを選択します（第 5 章参照）．もし，取り扱うデータにカテゴリ変数が含まれる中で「関係がみたい」ときは，やはりノンパラメトリックな手法であるスピアマンの相関分析や相関比というものを選択します（第 6 章参照）．

　それに対して，間隔尺度と比率尺度は，カテゴリ変数に対して**連続変数**といわれます．この連続変数をデータとして取り扱う場合は，**パラメトリック**な手法を選択します．同様に連続変数について「比べたい」ときには，t 検定や分散分析などを選択します（次項および第 3・4 章参照）．そして連続変数について「関係がみたい」ときには，やはりパラメトリックな手法であるピアソンの相関分析などを選択します（第 6 章参照）．

■ パラメトリック検定の 2 つのハードル

　先ほど，「比べたい」ときには，多くの場合，検定という手法を選択すると説明しました．では，連続変数同士を比べたいときには，いつでもパラメトリック検定を用いれば良いのでしょうか．いいえ，パラメトリック検定を選択するには，あと 2 つハードルがあります．

1つ目は**集められたデータ数**(サンプルサイズともいいます)**がどのくらいか**,というハードルです.厳格な規定はありませんが,本書では25以上のデータ数を1つの目安として考えます(詳しくはページ下のコラム参照).もしデータ数が25よりも少ない場合は,比率尺度や間隔尺度でもノンパラメトリック検定を選択することをおすすめします.

もう1つのハードルは,**データがどういう「分布」をしているか**,ということです.厳密には「標本」から推測する「母集団」が「正規分布」していると仮定されている場合,パラメトリック検定が使用できます.さて,ここで「標本」「母集団」「正規分布」という統計学的なキーワードが出てきました.これらのうち「標本」「母集団」については本章の後半(p.10)で,「正規分布」については第2章(p.23)で説明します.今のところはパラメトリック検定を選択するにはデータの分布まで考えないといけない,という程度で覚えておいてください.

ここまでのことをまとめてみると,尺度や分布,そしてデータ数を考慮しなければならないパラメトリック検定に対して,ノンパラメトリック検定はそれらの要素に緩やかな検定と言い換えることもできます(**表1**).

表1 検定方法選択のための判断基準

	パラメトリック検定	ノンパラメトリック検定
尺度	比率尺度 間隔尺度	不問
母集団の分布の様子	正規分布	不問
データ数	25以上(目安)	少なくても良い

といってしまうと,統計解析にはとにかく,尺度や分布,データ数に対して寛容なノンパラメトリック検定を使っておけばいいのでは,と思われる方もいらっしゃるかもしれません.しかし,ノンパラメトリック検定はパラメトリック検定よりも有意差が出にくい(専門的には「**検出力が低い**」といいます.p.42, 72参照)という特徴を持っています.したがって,尺度,分布の様子,データ数といった諸条件が整っている場合は,パラメトリック検定を選択することをおすすめします.

コラム　データ数の基準25について

　上記したように,本書では統計解析手法を選択するためのデータ数の目安を25としています.では,例えば2群間のデータを比較検討するとき,片方の群のデータ数が30で,もう片方のデータ数が24の場合はどうすればいいのでしょうか.

　実はヒトを対象とした多くの研究(心理学実験)で採用される統計解析手法を選択するためデータ数の目安は20±10といわれています.20±10,つまり10から30というのは,基準としては非常にいいかげんなものと思われるでしょう.でも,実は統計学という学問それ自体がもともと「あいまいさ」や「不確実性」を取り扱う数学で,そこに絶対的ルールはないと言っていいかもしれません.絶対的なルールがない分,統計学をどう取り扱うかは研究者の裁量に任されている部分が多く残されているのです.

　本書のデータ数の目安を 25 としている理由は，有意と判断する基準となる「境界値(棄却限界値)」にあります．本書ではこれから，複数の群間や変数間に「有意差がある」あるいは「有意である」と判断する，いろいろな統計解析手法をご紹介していきます．この有意かどうかを判断する基準とするのが「p(probability)値」です(p 値については p. 34 で詳しく説明します)．この p 値を算出するため，JSTAT を含めた統計ソフトが計算しているのが境界値(棄却限界値)という統計量です．そして，この境界値が何によって決まるかというと，データの数なのです．**図 3** はデータ数と代表的な検定方法である t 検定，分散分析の境界値である統計量 t・統計量 F との関係を示したものですが，データ数が増えていくと有意かどうかを判断する基準である境界値が小さくなっていくこと，そしてデータ数が少ないときにはデータ数の変化による境界値の変動が大きいことがわかります．つまり，データ数が少ないときはその増減が統計学的検定の結果が有意となるかどうかに大きく影響することを示しています．逆にデータ数が 20 程度になると，その影響が少なくなり，判定が安定します．この理由から，本書では統計解析手法を選択するデータ数の目安を 25 としています．

　対して下限のデータ数 10 はどこからやってきたのでしょうか．1 つは上記の数学的な手続き，そしてもう 1 つは倫理的な問題です．リハビリテーション分野で多くみられるヒトや動物を対象とした研究でデータ数を大きくするということは，効果や結果が不確実な評価や介入に暴露する患者や動物の数を増やすということになります．特にラットやマウスを使用した基礎研究でデータ数を増やすということは，ラットやマウスの殺傷数を増やすことに直接的につながります．加えて，研究で使用されるラットやマウスは何世代にもわたって近親交配を続けて遺伝学的に統御されているため，それらのラットやマウスを使用して獲られたデータはばらつきが小さいことが保証されています．以上のような倫理的配慮と小さいデータ数から生じる情報精度の低さを遺伝子学的な統御で回避しているという点から，こうした分野ではデータ数を 6〜8 程度に設定することが一般的です．20±10 の下限 10 は，こうした理由から生まれていると考えられます．しかし，パラメトリック検定を採用する場合でも，標本分布の正規性を保証するためにデータ数は 25 前後とすることをお勧めします．

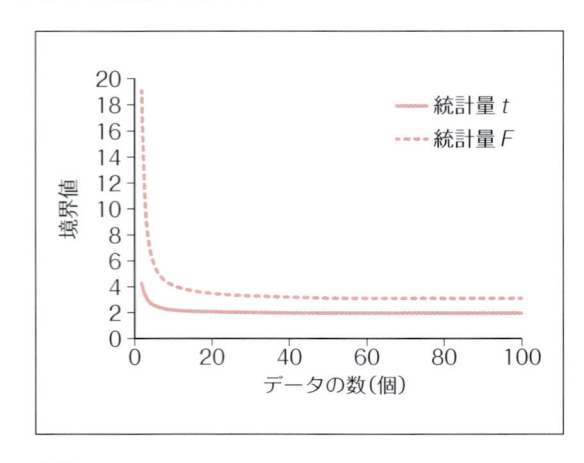

図 3　データの数と境界値(統計量)との関係
統計量 F は要因の自由度 1 として算出

参考
下井俊典：サンプルサイズから考える「統計」の基本．理学療法ジャーナル **49**：647-653，2015

■ 検定手法を選択するために

パラメトリック, ノンパラメトリックな手法にかかわらず, 検定ではさらに次の2つのことについて考えてみなければなりません.

まず1つ目は**比べる群の数はいくつか**ということ, そしてもう1つは, それらの**データに対応があるか**どうかです.

● 群

何かと何かを比べたり, それらの関係をみたりする際に対象をいくつかに分けたグループのことを群と呼びます. 例えば, 「対象者10名を, トレーニングを実施した群と実施しなかった群の2群に分けて比較した」と表現します.

何かと何かを比べたいとき, 比べる群の数が2つ(2群)と3つ(3群)以上で, 選択する統計解析手法を変えなければなりません.

なお, 発表や論文で記載する際に毎回「トレーニングを実施した群」とか「トレーニングを実施しなかった群」と表記するのは面倒ですし, 要旨など文字数の制限がある場合にはもったいないことになってしまいます. こうした場合は, トレーニングを実施した群を「トレーニング群」, あるいはトレーニングを1つの介入とすれば「**介入群**」と表現することができます. もう片方のトレーニングを実施しなかった群については, トレーニング群に対して「非トレーニング群」と表現することもできますが, トレーニングの効果を明らかにするための比較対照を目的に設定された群ですので, 「**対照群**」あるいは「**コントロール群**」と表現することが一般的です.

● 対応

そして最後に, 取り扱うデータに**対応**があるかを考えなければなりません. 対応の有無とは統計学の専門的な言葉・概念なので, 初めて耳にされる方もいらっしゃるかもしれません. 例えば, 3群の間で何かを比べるとき, 次の2つの場合が考えられます.

①9人の被験者を集めて, 3人ずつ3群に割りつけて比べる場合です. 具体的には, 3つの異なる地域の住人を, 各地域で3人ずつ集めて, その筋力を測定する場合です(**図4a**). この場合は「対応がない」条件といわれます.

②3人の被験者を集め, その3人に3種類の課題すべてを実施し, その結果を比べる場合です. 具体的には, 3人の被験者を集め, それぞれの被験者に3種類すべての筋力トレーニングを実施して, その結果を比較する場合が該当します. また, 各被験者について, トレーニング前, トレーニング直後, トレーニング1週間後のように時系列の変化を比較する場合です(**図4b**). この場合は「対応がある」条件といわれます.

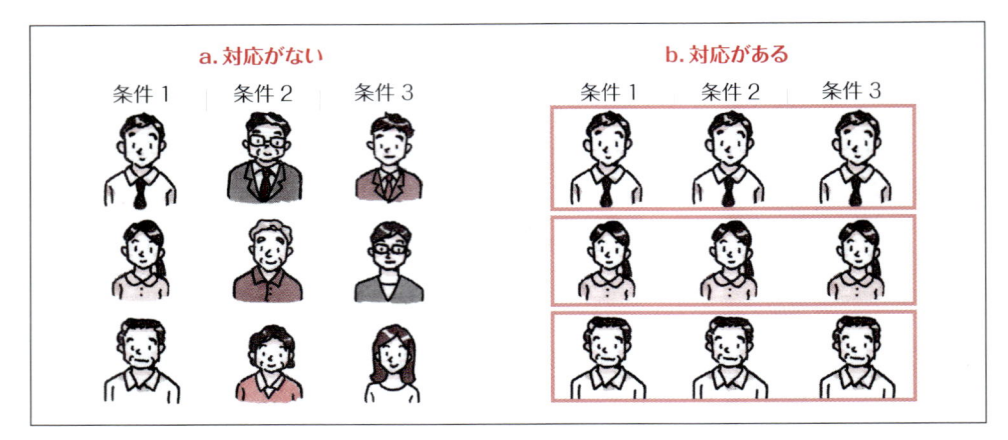

図4　対応の有無とは

　以上のことをまとめてみましょう．まずパラメトリック検定の場合は，群の数と対応の有無の2つの条件で選択すべき検定方法が決まります（**図2，表2**）．一方ノンパラメトリック検定の場合，尺度，群の数，対応の有無の3つの条件で選択すべき検定方法が決まります（**図2，表3**）．パラメトリック検定については第3・4章，ノンパラメトリック検定については第5章で詳しく解説します．

表2　パラメトリック検定

		群	
		2群	3群以上
対応	なし	t 検定	分散分析
	あり	対応のある t 検定	反復測定分散分析

表3　ノンパラメトリック検定

群	2群		3群以上	
対応	なし	あり	なし	あり
名義尺度	カイ2乗検定	―	カイ2乗検定	―
順序尺度	マン・ホイットニーの U 検定	ウィルコクスンの符合付順位検定	クラスカル・ウォリス検定	フリードマン検定

3.　母集団と標本

　先に，扱うデータがどういう「分布」をしているかを考え，「標本」から推測される「母集団」が「正規分布」していると仮定されている場合に，パラメトリック検定が使用できると説明しました．ここでは，統計解析手法を実践する際に忘れてはいけない「標本」と「母集団」について説明します．

　冒頭で示した筋力トレーニング・プログラムの効果を検証する研究で考えてみましょ

う．この研究では筋力に違いがない健常成人10名を5名ずつのグループに分け，片方のグループの5人には4週間のトレーニングAを実施し，もう片方のグループの5人にはトレーニングBを実施しました．ここで考えたいのは，この研究では，各トレーニングを実施した5人についてのみ，筋力トレーニングの効果が得られている，ということがいえればいいのか，ということです．

いいえ，きっと違うはずです．このそれぞれ5人はあくまでも代表者であって，いろいろな人種がいる全世界の人とまではいかなくとも，少なくとも同じ日本人の健常成人に対して，この筋力トレーニングの効果を反映できる，というのがこの研究の目的ではないでしょうか．

統計学の世界では，この例での「健常成人」のような，最終的に研究の結果を反映する対象のことを**母集団**（population）といいます．対して，研究で対象とする代表者（被験者）のことを**標本**（sample）といいます．そして，その標本を母集団から選んでくることを標本の**抽出**（sampling）といいます．冒頭の例でいえば，国内の健常成人を母集団とし，その健常成人の中から10名の標本を抽出し，その10名を5名ずつ2つのトレーニングのグループに分けた，ということになります．そして，その標本から得られた結果を母集団に反映すること，つまりこの例でいえば，健常成人に対してこの筋力トレーニングの効果があるということをいえるように**推測**（inference）する手順が本書で取り扱う統計学なのです（**図5**）．

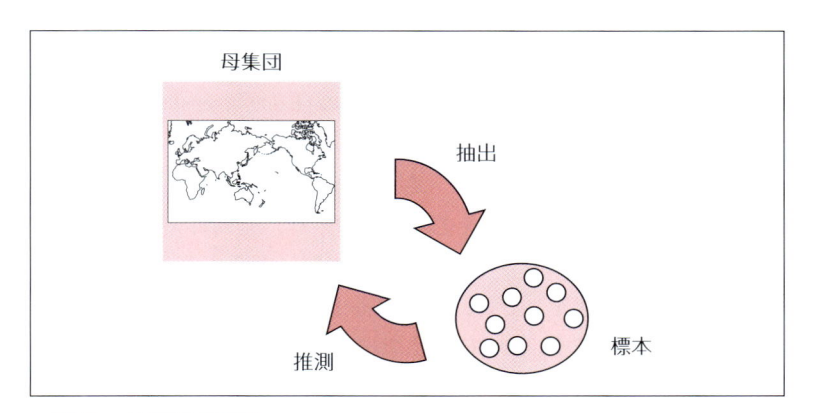

図5　統計学の手順

4. 記述統計学と推測統計学

統計学といっても実は大きく2つの種類に分けられます．

1つは**記述統計学**（descriptive statistics）といわれるものです．これは国勢調査や学内の学生を対象として成績を出すなど，すべてのデータがそろっている場合の統計学です．

もう1つが本書でこれまで「統計」と呼んできたもので，記述統計学に対して**推測統計学**（inference statistics, inductive statistics, あるいは**推計学** stochastics）といわれるものです．この推測統計学とは，**現実的に全数調査が不可能な母集団から標本を抽出し，**

表4　FIM移乗動作能力による群分け

	FIM	人数(男：女)
自立群	6, 7	10名(5：5)
見守り群	5	12名(6：6)
介助群	1～4	13名(5：8)

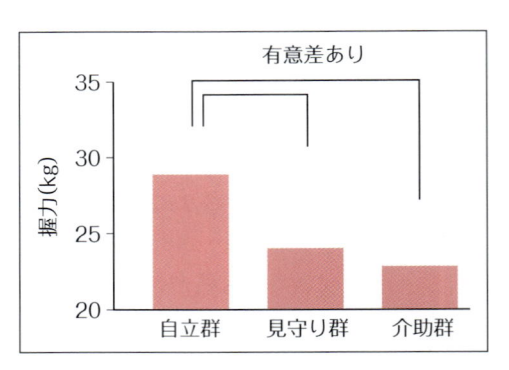

図6　3群間の握力の差

標本の特性値(代表値，散布度：第2章参照)**から，母集団の特性を推定する手法**と定義されます．

　本書のほとんどの読者は，全数調査を行って統計的なデータ分析を行う機会はほとんどないと思われますので，本書では推測統計学について解説します．

■ 推測統計学とバイアス

　推測統計学で重要なことの1つに，うまく標本が抽出されているか，ということがあります．1つの例を紹介しましょう．

　入院高齢患者を母集団とし，そのうち35名を標本として抽出した研究です．この研究では，その方たちのFIMの移乗動作能力の自立度で**表4**のように3群に分けました．FIM移乗動作能力が6，7点を自立群，同5点を見守り群，同1～4点を介助群としています．各群の人数，男女構成は大きく変わらないようにしました．

　その研究結果が**図6**です．自立群，見守り群，介助群の順に握力は大きく，統計学的検討の結果，自立群と見守り・介助群との間に有意な差が認められました．

　本来ならばこの結果をもとに，入院高齢患者に対してリスク管理をしながら実際に移乗動作を評価しなくても，安全に座位で握力を測定すれば，移乗動作能力が推定できる，といえるかもしれません．現場としても，リスクを少なくしながら移乗動作能力を推定できる有用な研究結果です．

　しかし，研究の被験者の情報をさらに詳しく調べてみると，自立群の10名は他の2群の25名に比べて格段に年齢が若いことがわかりました(**表5**)．

表5　3群間の年齢の偏り

	FIM	人数(男：女)	平均年齢
自立群	6, 7	10名(5：5)	75歳
見守り群	5	12名(6：6)	82歳
介助群	1～4	13名(5：8)	82歳

　ということは，自立群が他の2群よりも移乗動作能力が高かったのは，その群の握力が直接的に影響したのではなく，年齢の違いが移乗動作能力にも握力にも影響していたかもしれないということです．

　こうなってしまうと，その人の握力で移乗動作能力を推定することよりも，その人の年齢で移乗動作能力を推定した方がいいのではないかということになってしまい，研究の本来の目的である握力と移乗動作能力の関係を論じることが難しくなってしまいます．

　このように，本来の目的以外の影響因子によるデータの偏りのことを**バイアス**といいます（※）．この例のように研究の計画や実施段階で発生したバイアスに対して，推測統計学は基本的に無力です．このため，標本から得られた結果からの集団の特性を統計学的にうまく推測するには，こうしたバイアスを標本からできる限りなくすようにしなければなりません（**図7**）．

※今回の年齢の例は，バイアスの中でも「交絡因子」と呼ばれるものです．また，標本の抽出にも問題があったため，「選択バイアス」も存在しています．バイアスには，このほかにもいろいろな種類があります．

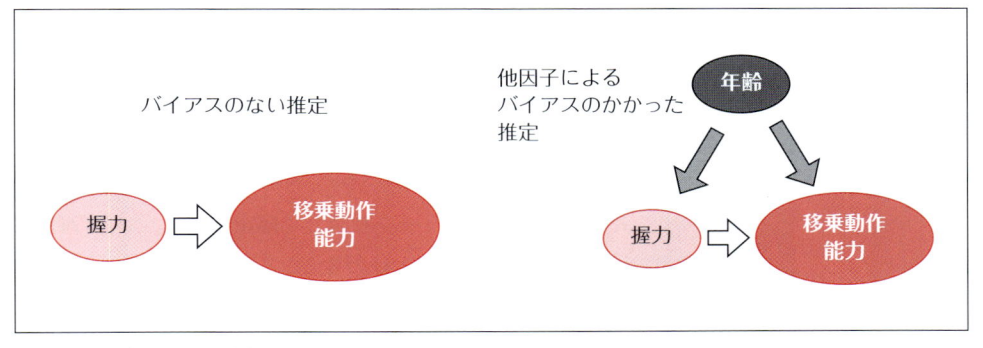

図7　バイアスの有無

　バイアスをできる限り少なくする方法で代表的な手順として，被験者を無作為（ランダム）に群分け（割り付け）して研究を行う**無作為化比較試験**（randomized controlled trial：**RCT**）があります．具体的には，被験者を群分けする際にくじ引きなどを用います．

　しかし先ほどの入院患者を対象として握力と移乗動作能力との関係を調査した研究では，もともとの移乗動作能力によって群分けしてその特性（この場合は握力）を測定したので，無作為に群分けすることは困難です．こうした場合は，例でも示したように年齢，男女比，身長，体重などといった各群の研究対象とは異なる特性を調べ，群間でそうした他の特性の影響がないかを調べなければなりません．また，無作為に群分けした場合も，こうした研究対象とは異なる特性を調べて比較し，それらの影響がないことを示すことが一般的です．

　前述したように，バイアスを消すことは統計解析手法ではできません．研究計画を立てる際に必要になる手順ですので，ぜひ覚えておきましょう(p. 48 の Advance「危険率と偶然」もあわせて参照して下さい).

Advance

有効数字

　有効数字(significant figure)とは，「測定結果などを表す数字のうちで，位取りだけの 0 を除いた意味のある数字．測定の精度を考慮した上で特にその桁の数字に書くだけの合理的根拠のあるもの」(※)のことです．例えば，634,000 を 6.34×10^5，0.0634 を 6.34×10^{-2} と表記して，位取りの 0 を除いて意味のある数字，あるいは有効な桁数を明らかにするものです．しかし，特にリハビリテーションの分野では，ここまで厳密に数値を表記することはないと思います(例えば帰無仮説が成立する可能性である p 値(p. 48 参照)を $p < 5 \times 10^{-2}$ とは表記しません).

　われわれが気をつけたいのは，こうした数値の表記法よりも実験環境や用いる測定器で測定可能なデータが「測定の精度を考慮した上で特にその桁の数字に書くだけの合理的根拠のあるもの」かどうかという点です．例えば，市販されているストップウォッチの多くは，100 分の 1 秒単位まで測定が可能です．しかし，そうしたストップウォッチを用いて 10 m 歩行時間を測定しようとした際，100 分の 1 秒まで測定しても良いのかどうかは別問題です．具体的には，10 m を 5 秒で歩いた場合，100 分の 1 秒で移動する距離は 2cm となります．つまり「測定の精度を考慮した上で特にその桁の数字に書くだけの合理的根拠」とは，この場合 2 cm 単位の誤差で歩行動作を目視で判断できるか，ということになります．こう考えると，ストップウォッチ自体の測定精度は 100 分の 1 秒かもしれませんが，そのストップウォッチを使用して臨床現場などで歩行時間などを測定する際の有効数字は，せいぜい 10 分の 1 秒と考えざるを得ません．

　加えて，有効数字の概念が揺らぎやすいのは，得られたデータを乗除算するときです．例えば，身長がそれぞれ 175.2, 184.1, 158.3, 145.0, 162.5, 170.4, 172.3, 195.7 cm の 8 名の被験者の身長の平均値を Excel に入力して計算してみると，**図 8** のように，170.4375 と

	A	B	C	D	E	F
1						
2		被験者No.	身長	体重	BMI (1)	BMI (2)
3		1	175.2	62.1	20.2	20.23128167
4		2	184.1	73.1	21.6	21.56799628
5		3	158.3	48.7	19.4	19.43422075
6		4	145.0	44.4	21.1	21.117717
7		5	162.5	46.0	17.4	17.42011834
8		6	170.4	55.6	19.1	19.14853755
9		7	172.3	68.0	22.9	22.90542518
10		8	195.7	83.5	21.8	21.80242615
11						
12		平均値	170.4375000		20.4375000	20.4534654
13		標準偏差	15.6223226278			

図 8　Excel のデータ表示例

いう答えが得られます．このとき，得られたデータをそのまま「平均値170.4375 cm」と記載してしまうことがしばしば見受けられます．しかし，これを有効数字の概念で考えてみると，10分の1 cm単位で測定した身長を平均すると10,000分の1 cmに精度が上がってしまうという解釈になってしまいます（厳密には有効数字4桁が平均すると7桁になった，ということになります）．Excelには有効数字の概念がありません．ですので，得られたデータから研究者が有効数字を判断すること（数値を「丸める」といったりします）が求められます．この例では，小数点第2位を四捨五入して170.4 cmとすべきです．

　ただし，数字を丸める際は次の場合に注意が必要です．

❶データ群の代表値として平均値と標準偏差を表記する場合．

　先ほどの8人の身長の例で，8つのデータの標準偏差を求めると15.6223…という値が求められます．この8つのデータの代表値を平均値±標準偏差で表記する際には，測定の精度を考慮して170.4±15.6 cmと表記する場合もありますが，標準偏差を平均値よりも1桁多く170.4±15.62 cmと表記する場合もあります．

❷数値を丸める作業は，計算途中で行わずに最終的に求められた数値に対して1回だけ行います．

　先ほどの例の身長に加えて，体重も測定し，8名のBMIの平均を算出する場合を考えます．この場合，数値を丸めた被験者ごとのBMIからその平均値20.4を算出することも考えられます（**図8** BMI(1)）．しかし，有効数字のルールとしては計算途中で数字を丸めることはせず，BMI(2)のように計算途中の数値はそのまま使用し，最終的に求められた20.4534…を丸めて20.5とします．

　この有効数字は研究者のみならず，データを取扱うのならば臨床家にとっても非常に重要な考え方，ルールですので，是非覚えておきましょう．

※長倉三郎，井口洋夫，江沢洋ら（編）：岩波理化学辞典，第5版，岩波書店，1998

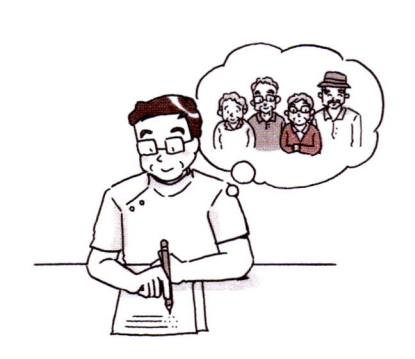

コラム	方法の違い，結果の違い

　本章で「統計解析手法を選択するには，ある一定のルールがあります」と述べました．つまり，統計解析手法を選択するルールは絶対的なものではないのです．その意味についてご説明します．

　ある日，下井と勝平がゴルフの 5 ホールで対決しました．その結果が**表 6** のようになったとき，どちらが勝ったといえるでしょうか？

表 6　ゴルフ対決の結果

	下井	勝平
ホール 1	5	7
ホール 2	3	4
ホール 3	15	6
ホール 4	3	2
ホール 5	7	9

　普通，ゴルフは全ホール（一般的には 18 ホール）の合計ストローク数が少ない方が勝者となります．これをストローク・プレーといいます．この 5 ホール・マッチでは下井が合計 33 ストローク，勝平が合計 28 ストロークですから，勝平が勝者となります．しかし，ゴルフにはマッチ・プレーというルールもあります．マッチ・プレーとは，対戦相手同士がホールごとのストローク数でそのホールの勝敗を決め，最終的に勝ったホールの数が多い方が勝者となるルールのことです．この例では，5 ホール中，下井が 3 勝していて，マッチ・プレーでは下井が勝者となります（**表 7**）．

表 7　ストローク・プレーとマッチ・プレー

	下井	勝平	マッチ・プレー勝者
ホール 1	5	7	下井
ホール 2	3	4	下井
ホール 3	15	6	勝平
ホール 4	3	2	勝平
ホール 5	7	9	下井
合計（平均）	33(6.6)	28(5.6)	

　これらを統計学に当てはめると，ストローク・プレーはパラメトリックな手法の 1 つの t 検定に該当します．t 検定は 2 群の平均値に差があるかどうかを検討する方法で，別名「平均値の差の検定」ともいわれます（第 3 章参照）．ゴルフのストローク・プレーは合計ストローク数を検討します．でも，合計ストローク数をホール数で除すると平均ストローク数になりますので，合計ストローク数も平均ストローク数もその意味に違いはありません．対して，マッチ・プレーはノンパラメトリックな手法の 1 つの符号検定に該当します．符

号検定とは，対応するデータの差の正負の比率でどちらの群が大きいか（あるいは小さいか）を検討する方法です．つまり，このゴルフ対決はパラメトリックな考え方で検討するのか，あるいはノンパラメトリックな考え方で検討するのかで，その勝敗が変わってしまうのです．

　統計学でも同じことがいえます．つまり，同じデータが得られても，それを検討するときにどういう統計解析手法を選択するか，パラメトリックな考え方なのかノンパラメトリックな考え方なのかで結果が異なってしまう可能性があるのです．

　では，どうすればいいのでしょうか？　一般的には，本書で説明するようにデータの尺度や群の数，対応の有無で統計解析手法を選択すれば問題はありません．しかし，一般的な手順で選択すべき統計解析手法以外の手法を選択するには，その研究で使用した統計解析手法の選択理由を明確にしなければなりません．まず研究者の考え方で統計解析手法を選択できるということを知っておく必要もあるのです．

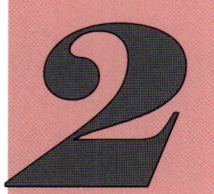

2 データの要約

1. データの要約とは？

　歩行速度，関節角度，など種類はなんでも良いので臨床上で計測されたデータが手元にあると仮定します．統計処理を始める際にまずは，そのデータの特性を知る必要があります．なぜならば，データの特性を知ることで計測されたデータの概要を知ることができるからです．また，特性によって用いることのできる統計解析手法が異なるので，統計処理を始める第一歩としてデータを要約して特性を把握することが必要となります（**図1**）．データの特性としては**データの中心位置，ばらつきの大きさ，外れ値**が含まれているかなどが挙げられます．

　このデータの特性を知るために行われるのが，**データの要約**です．データの要約の方

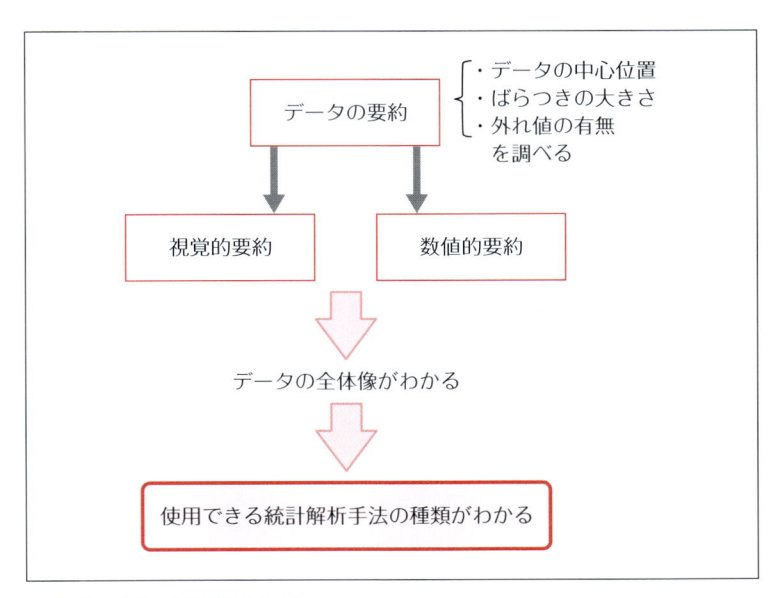

図1　データの要約とは

法には**視覚的要約**と**数値的要約**がありますが，いずれもデータの中心位置，ばらつきの大きさ，外れ値の有無を調べるために用いられます．データの要約が行われてデータの特性がわかると，使用できる統計解析手法の種類がわかります．

2. データの視覚的要約

> ①分布の中心位置，②分布の幅，③分布の形状，④外れ値を確認する．

　視覚的要約では対象としたサンプルから得られたデータをグラフ化し，分布の中心位置，分布の幅，分布の形状，外れ値（飛び離れた値）について確認します．特に外れ値が含まれていると，解析結果に悪影響を及ぼすので，適切に除外する必要があります．除外する方法については後述します．

■ 視覚的要約の方法

> ドットプロット（$n<50$）　ヒストグラム（$n≧50$）
> データ数によって要約の方法が異なる．

　データの視覚的要約はデータの数によって2種類の方法を使い分けなくてはなりません．データ数が50未満であればドットプロットを用い，50以上であればヒストグラムを用いるのが一般的です．

例題 1) **ドットプロットを作成する** ◎ 操作方法参照

O市において 25 名の高齢者の集団健診を行った際の身長のデータです. このデータを用いてドットプロットを作成してください.

👉 **解析用データ 1-1 を使用**

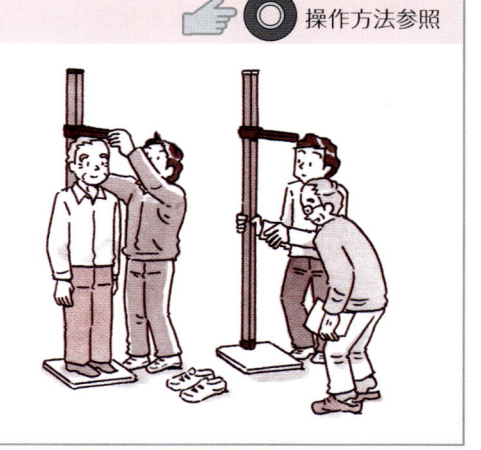

　図2a は, 25 名の身長のドットプロットです. ドットプロットを作成するとデータのおおよその中心位置と幅, 外れ値が含まれているかどうかが, 視覚的にわかります. プロットされたデータの上から下までの縦の幅がデータのばらつき具合を示しており, この幅の真ん中がデータの中心位置を示します. ドットプロットの中に外れ値が含まれていると, 上下のデータの幅からプロットが飛び出します. 例えばこの例題に 190 cm の被験者が含まれていると, プロットが飛び出します(**図2b**).

　ただし, 例題で取り上げた身長のような**比率尺度**のデータでは, サンプル数が多くなると飛び出したプロットも全体のプロットの中に取り込まれます(**図2c**). 計測したデータの特性や条件などを考慮して外れ値の除去は慎重に行う必要があります. ドットプロットから外れ値を除く場合, 計測器の不調があった, ある日時に計測されたデータにのみ共通して外れ値が含まれていた, ある特定の検者が計測したデータにのみ共通して外れ値が混在していた, などの明確な理由が必要となります.

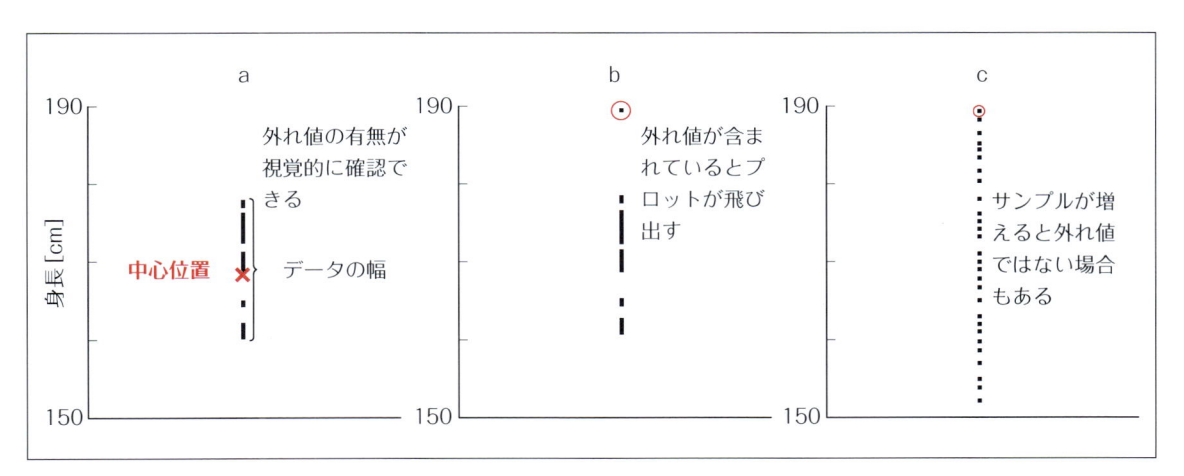

図2　ドットプロットの作成

例題 2) 　**度数分布表とヒストグラムを作成する**　　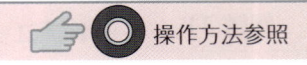　操作方法参照

　O 市において高齢女性を対象に転倒予防教室を実施した際の参加者 244 名の体重のデータです．度数分布表を作成した後にヒストグラムを作成してください．

　　　　解析用データ 1-2 を使用

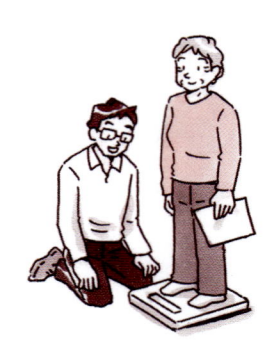

● 度数分布表

　度数分布表はそれぞれの階級に該当するデータの個数を数えたものです．この度数分布表の例では 30 kg 以上 35 kg 未満の階級には 2 人，35 kg 以上 40 kg 未満の階級には 7 人といったように区間範囲を 5 kg として 10 の階級を設定して度数分布表を作成しました（**図 3**）．度数分布表を作成する場合，階級数や範囲は JSTAT で任意に設定することができます．

```
<<<度数分布表>>>
第1列：

階級数10
  30.0000～ 35.0000      2     **
  35.0000～ 40.0000      7     *******
  40.0000～ 45.0000     31     *******************************
  45.0000～ 50.0000     54     ******************************************************
  50.0000～ 55.0000     57     *********************************************************
  55.0000～ 60.0000     45     *********************************************
  60.0000～ 65.0000     30     ******************************
  65.0000～ 70.0000     11     ***********
  70.0000～ 75.0000      5     *****
  75.0000～ 80.0000      2     **
```

図 3　度数分布表の作成

● ヒストグラム

　ヒストグラムは度数分布表を作成した際におのおのの階級に該当するデータの個数を，棒グラフによって図示したものです（**図 4**）．ヒストグラムを作成するとデータの中心位置，分布の幅，外れ値の有無がわかります．データの中心位置はおおよそヒストグラムの頂点，分布の幅は左右の裾の幅，外れ値はヒストグラムの頂点から左右の裾に大きく離れた値となります．

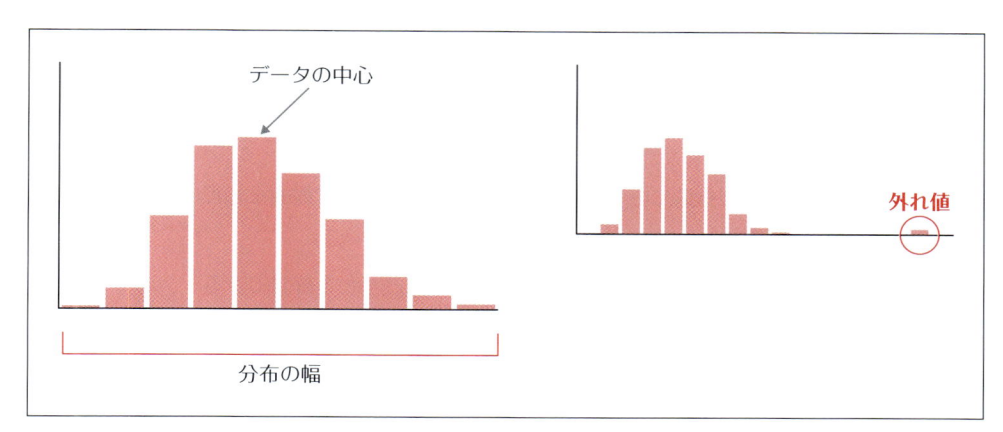

図4　ヒストグラムの作成

● 正規分布

　体重などの基本的なデータを収集した場合，中央の階級のデータの個数が最も多くなり，左右に階級が移動するにつれて，データの個数が少なくなります．このようなデータ分布が単一山型で左右対称の釣鐘型の形状になることを「**データが正規分布に従う**」と表現します（**図5**）．データが正規分布に従うか否かで使用できる統計解析手法が大きく異なります．データの形状を知るだけでなく，統計解析手法の選択のためにもデータの正規分布を調べる作業はとても重要になります．

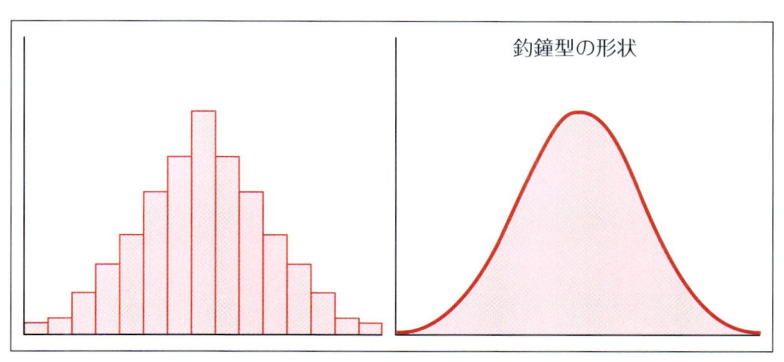

図5　正規分布に従うとは

■ ドットプロットとヒストグラムの使い分け

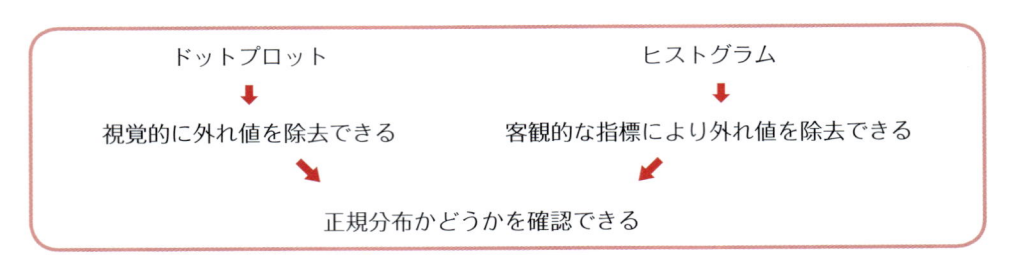

データ数が少ない場合は，外れ値がない状態でデータを収集すれば，正規分布に近付いていくことが仮定できるので，ドットプロットを作成し外れ値を除く作業が重要になります．一方，ヒストグラムを作成可能なサンプル数($n \geqq 50$)が確保されていれば，ドットプロットのように視覚的に外れ値をみつけて除外するのではなく，客観的な指標を用いて外れ値をみつけることができます．外れ値をみつける方法については第3章で解説します．

3. データの数値的要約

統計量の分類：①代表値，②散布度，③歪度と尖度

データの数値的要約の目的はデータを統計量に要約し，変数の構造を客観的に把握することです．統計量の分類として，**代表値**，**散布度**そして**歪度**と**尖度**があります．JSTAT を用いると，即座にこれらの基本統計量を算出することができます．

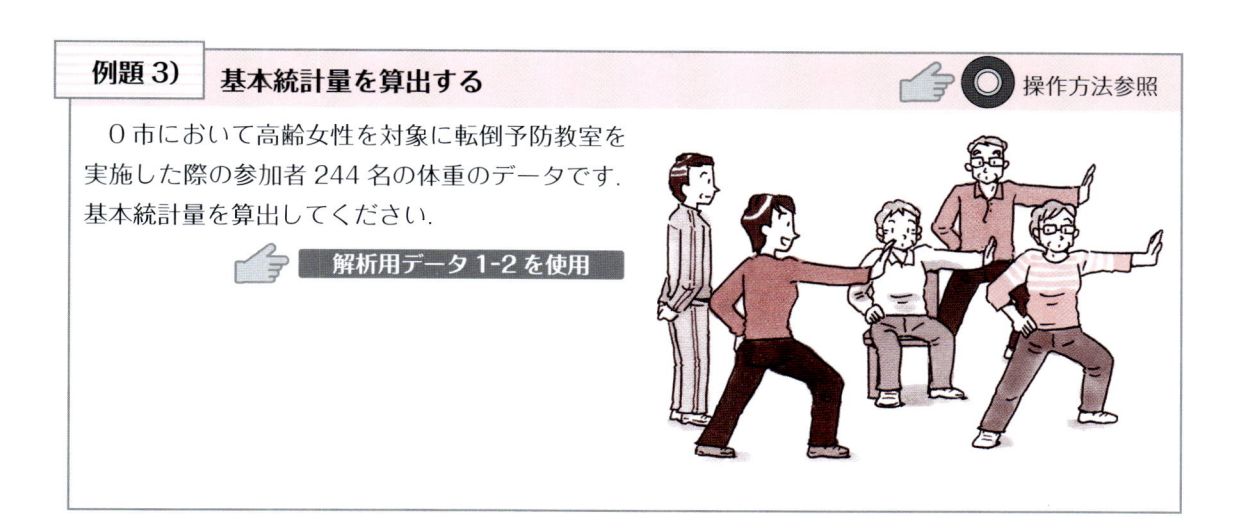

例題 3) **基本統計量を算出する** 操作方法参照

　O市において高齢女性を対象に転倒予防教室を
実施した際の参加者 244 名の体重のデータです.
基本統計量を算出してください.

解析用データ 1-2 を使用

結果のみかた

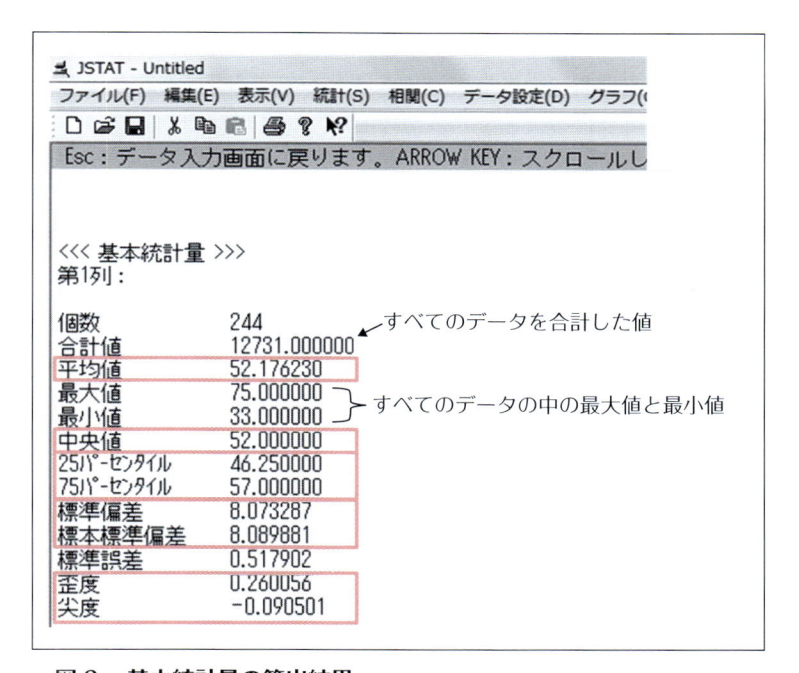

　JSTAT - Untitled

ファイル(F)　編集(E)　表示(V)　統計(S)　相関(C)　データ設定(D)　グラフ(

Esc：データ入力画面に戻ります. ARROW KEY：スクロールし

```
<<< 基本統計量 >>>
第1列：

個数          244              すべてのデータを合計した値
合計値        12731.000000
平均値        52.176230
最大値        75.000000        すべてのデータの中の最大値と最小値
最小値        33.000000
中央値        52.000000
25パーセンタイル  46.250000
75パーセンタイル  57.000000
標準偏差      8.073287
標本標準偏差    8.089881
標準誤差      0.517902
歪度         0.260056
尖度         -0.090501
```

図6　基本統計量の算出結果

● **代表値―平均値と中央値―**

> 平均値：データの総和/データの個数
> 中央値：データを値の小さい順に並び変えたとき，真ん中に位置する値

　代表値は分布の中心位置を示す統計量です．視覚的な要約ではドットプロットの幅の
真ん中やヒストグラムの頂点がおおよそのデータ中心を示す位置として解説しました
が，代表値を用いると具体的な数値で分布の中心を示すことができます．

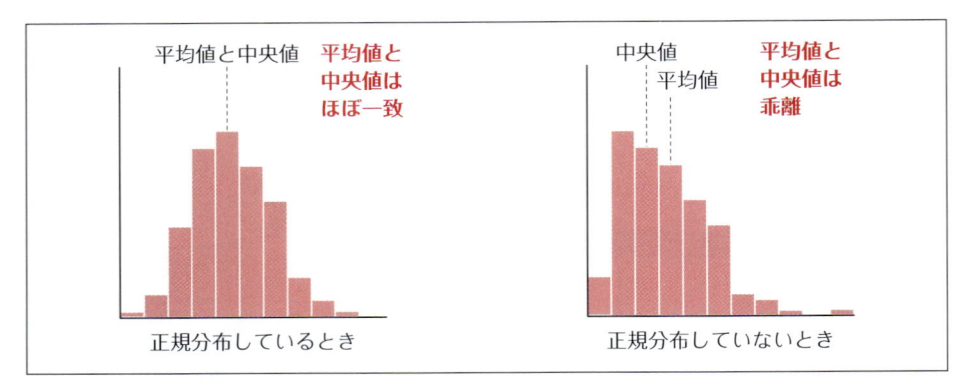

図7　分布の違いによる平均値

平均値：$\dfrac{データの総和}{データの個数}$ で求められる値

中央値：データを値の小さい順番で並び変えたとき，真ん中に位置する値

　データが正規分布に従う場合は代表値としてどちらでも用いることができますが，正規分布でない場合は中央値を代表値として用います．今回のデータは分布の形状から正規分布しているといえるので，中央値と平均値はほぼ一致していますが，データが正規分布していないときには中央値と平均値は乖離します（**図7**）．

> データが正規分布していると仮定できる（外れ値がない）場合
>   　➡中央値≒平均値➡どちらも使える
> データが正規分布していることを仮定できない（外れ値がある）場合
>   　➡平均値≠中央値➡中央値

●散布度—分散，標準偏差—

　散布度は分布のばらつきを示す統計量です．視覚的な要約ではドットプロットとヒストグラムの幅の大きさで示していましたが，散布度を用いると具体的な数値で分布のばらつきの大きさを知ることができます．散布度を示す指標の値が大きければ，データのばらつきも大きいと判断することができます．散布度を示す指標には**レンジ，分散，標準偏差**があります．

　レンジは最大値−最小値により求められます（**図8**）．

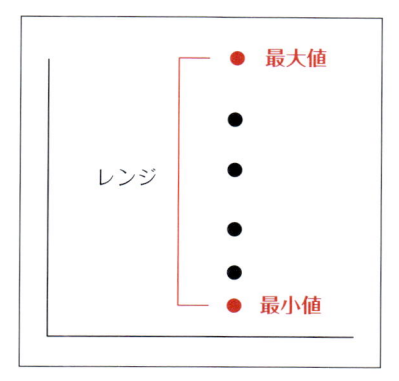

図8　レンジ

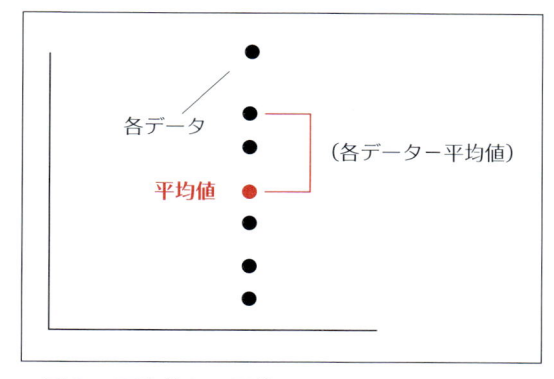

図9　平均値との偏差

　分散と標準偏差 SD（standard deviation）は個々のデータの，平均値からの平均的な距離です．

$$分散 = \frac{(各データ - 平均値)^2 \text{の総和}}{データの個数}$$

　平均値から各データまでの差（偏差）（図9）をすべて二乗して和を求めた後にデータの個数で割ると分散になります．距離を二乗してから和を求める理由は，平均値より大きいデータと平均値よりも小さいデータが混在すると，平均値から各データまでの距離に正と負の値が生じるため，そのまま和を求めると正と負の値で打ち消しあってしまうからです．

$$標準偏差 = \sqrt{\frac{(各データ - 平均値)^2 \text{の総和}}{データの個数}}$$

　分散の平方根が標準偏差となります．平方根をとるのは単位の問題があるためです．分散のままで考えると常に二乗された単位で考えなくてはいけなくなるため，平方根をとって元の単位に戻す必要があります．分散を求めてからその平方根をとらなくても，最初から絶対値を求めれば良いのではと思われるかもしれませんが，数学上の理由があるため（ここでは割愛しますが）標準偏差ではこのような計算方法を採用しています．

　標準偏差は「**平均値±標準偏差**」のかたちで示されることが多いです．正規分布したデータであれば，おおよそ分布の頂点が平均値となるので，平均値を中心として（平均値＋標準偏差）と（平均値－標準偏差）の範囲でデータのばらつき具合を知ることができます（**図10**）．

> 正規分布している場合，
> ➡平均値±標準偏差の範囲にデータの 68.26％ が入る．
> ➡平均値±2 標準偏差の範囲にデータの 95.44％ が入る．
> ➡平均値±3 標準偏差の範囲にデータの 99.74％ が入る．

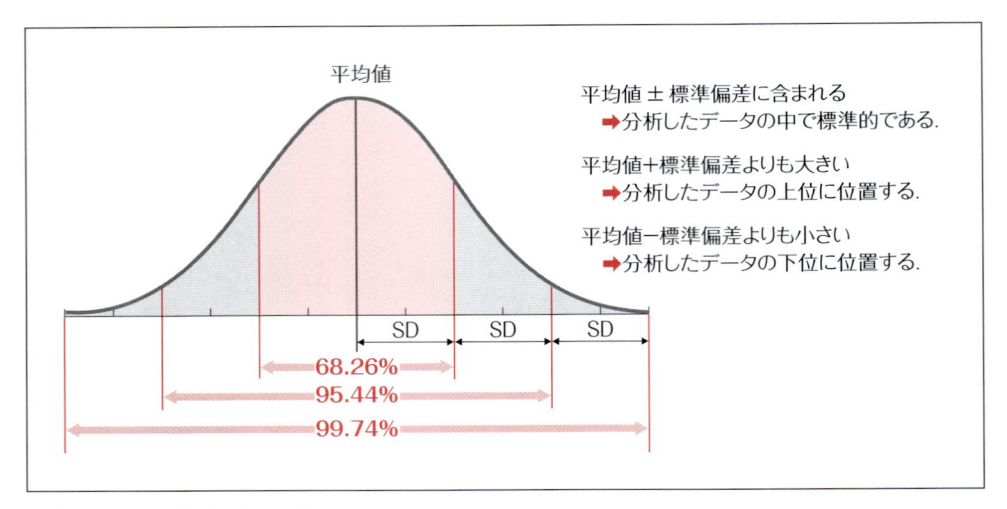

図 10　平均値±標準偏差

　例えばデータが完全に正規分布している場合(歪度 0,尖度 0),平均値が 85 で,標準偏差が 12 だとすると,

$$85 - 12 = 73 \qquad 85 + 12 = 97$$

で,73～97 の間に 68.26％のデータが入ります.

　したがって,各データを分析するときにその値が標準偏差の中に含まれるか否かで,標準的な値であるか否かを知ることができます.**図 10** のような基準が一般的に用いられ,計測された各データと平均値±標準偏差の関係をみると,各データが全体の分布のどのあたりに位置しているかがわかります.

● 標本標準偏差

　JSTAT では標準偏差と標本標準偏差が出力されます(**図 6** 参照).標準偏差は対象としたデータ全体の標準偏差です.もし,O 市の高齢女性の一部だけでなく,日本の高齢女性全体などの母集団を計測することができたときには,この標準偏差を求めることになります.これは記述統計法による標準偏差です.

　しかし,第 1 章で示したように,通常は母集団から標本を抽出して標準偏差を求める場合が圧倒的に多いです.標本標準偏差は,データの全体の個数から 1 を引いた数を分母とします.この標本標準偏差によって標本から母集団の標準偏差を推定することができます.

$$標本標準偏差 = \sqrt{\frac{(各データ - 平均値)^2 \ の和}{データの個数 - 1}}$$

　今後特に断りがない場合,標準偏差は標本標準偏差として解説を進めていきます.

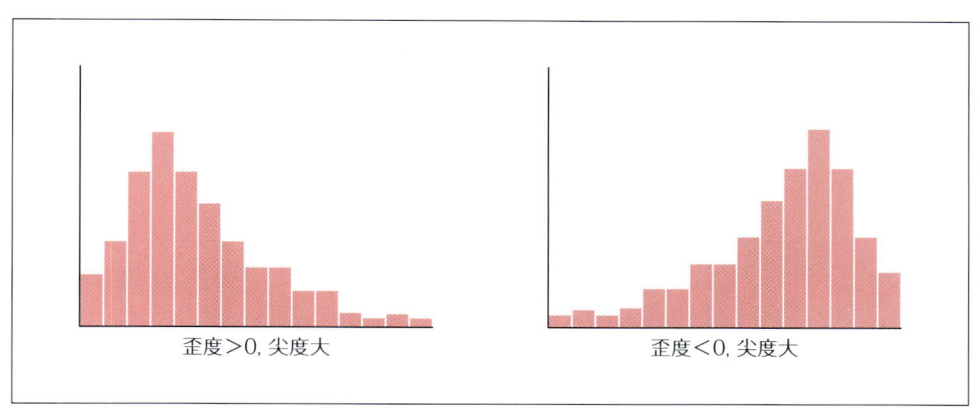

図11　歪度と尖度

<small>わい ど　せん ど</small>
● **歪度と尖度**

> 歪度：0に近いほど正規分布に近い．−1〜＋1となる．
> 尖度：＞10のとき，外れ値が存在する．

　歪度と尖度は，データの分布の形状を示す指標です．**図11**のように歪度が大きくなると，分布の頂点がデータの中心位置ではなくなります．このようなデータでは平均値も分布の頂点に近いところへ移動してしまうので，代表値として中央値を用いることが必要となります．尖度を用いるとデータに外れ値が含まれていることがわかりますが，どのデータが外れ値となっているかはわかりません．このような場合の外れ値は統計的な検定手法を用いてみつけることができます．外れ値をみつける検定方法については第3章のp.35を参照して下さい．

4. 標準偏差つき棒グラフと箱ひげ図

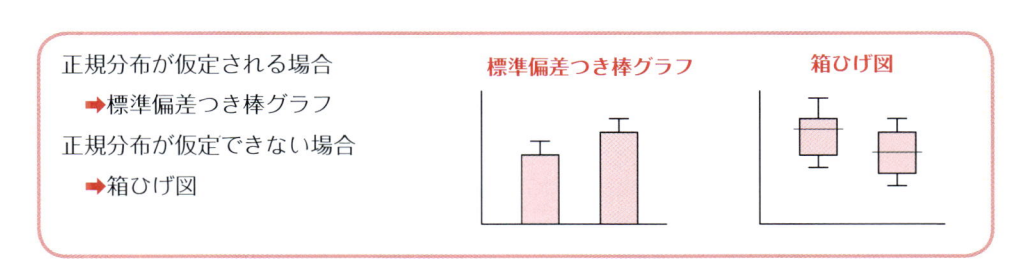

　最後にグラフの示し方を説明しておきます．代表値をグラフ化するときにデータが正規分布に従う場合，通常標準偏差つき棒グラフを使用します（**図12**）．棒の長さがそれぞれの群の平均値を示し，ひげの長さが標準偏差を示します．ひげは平均値からプラス方向の標準偏差のみを示していますが，両方向で示しても良いでしょう．高齢男性群の棒グラフは高齢女性群よりも長く，平均値が大きいことが理解できます．一方でひげの

長さは高齢男性群と女性群はほぼ同程度で，データの広がりの程度が似ていることがわかります．学会発表などでも，データを棒グラフだけ，つまり平均値だけ示す研究者が少なくありません．しかし，平均値だけではデータの分布の様子がわかりにくいので，よりわかりやすくするために標準偏差も併記する必要があります．

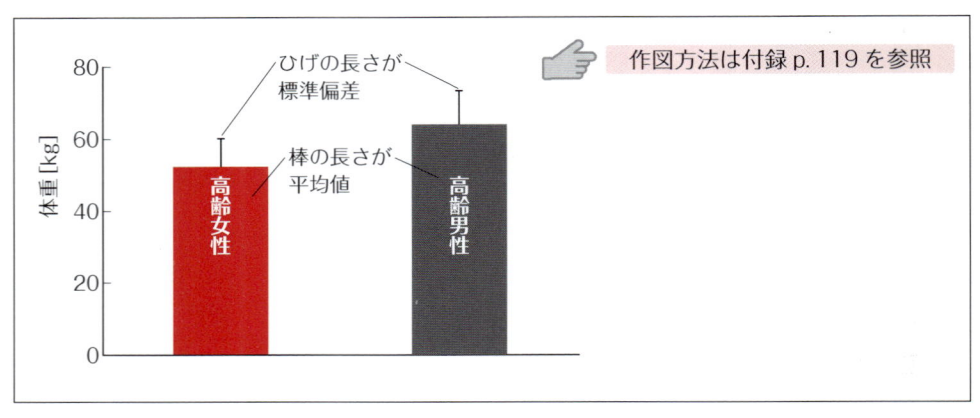

図12　標準偏差つき棒グラフ

　データが正規分布しているといえない場合や外れ値が含まれている場合，データの分布は代表値を中心に左右に（プラス方向にもマイナス方向にも）均等にはなっていません．つまり正規分布のように代表値（正規分布の場合は平均値）から均等にばらついていないということは，平均値±標準偏差で分布を表すことができないのです．こうした場合は，JSTAT の基本統計量にある「パーセンタイル（percentile）」という統計量を使用します．JSTAT では「25 パーセンタイル」と「75 パーセンタイル」という統計量が算出されます．25 パーセンタイルとはデータを昇順に並べたとき，下位から全体の 25％の順位に当たるデータのことです．同じように 75 パーセンタイルとは上位から全体の 25％の順位に当たるデータのことです．パーセンタイルは「四分位」ともいわれ，25 パーセンタイルと 75 パーセンタイルはそれぞれ「第一四分位」「第三四分位」ともいわれます．また，中央値は上位から全体の 50％の順位に当たるデータのことですから，50％パーセンタイル（第二四分位）と同義になります．

　データの分布を文中や表中で表記するには，代表値を中央値として，分布の広がりをこの 25 パーセンタイルと 75 パーセンタイルを用いて，以下のように表記します．

> 文章で表記する場合
> 　中央値(25 パーセンタイル-75 パーセンタイル)単位
> 　例)52.0(46.25-57.00)kg

もちろん「中央値(25 パーセンタイル-75 パーセンタイル)」と表記していることを注として書き添えておきます(※)．

※他の表記方法として，中央値(最小値-最大値)とする方法もありますが，中央値(25 パーセンタイル -
75 パーセンタイル)という表記をおすすめします．例えば片脚立位保持時間は，片脚が一瞬地面から
離れただけの片脚立位保持時間を 1 秒とし，逆に 60 秒以上できても同時間を 60 秒として計測してい
ます．このような場合，性別や年齢層を変えて測定しても，多くの場合最小値は 1 秒，最大値は 60
秒となってしまいます．つまりどのデータの分布も「中央値(1-60)」と表記されてしまい，分布の違い
を明確にできないことになります．こうした場合，やはりパーセンタイルを用いた方が，分布の様子
を明確にしやすいのです．

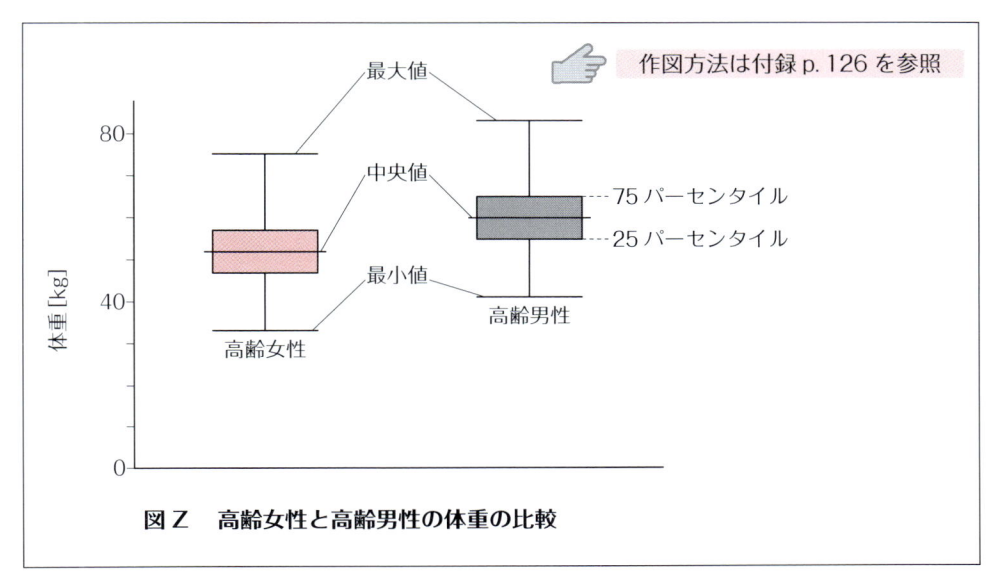

図 13　箱ひげ図

　中央値を代表値として作図をする場合には箱ひげ図を用います(**図 13**)．箱ひげ図の
箱には全体の 25 パーセンタイル〜75 パーセンタイルのデータが集約されます．箱ひげ
図は正規分布でない場合の作図法という理由から，データ数が少ないときに用いられて
いることがありますが，これは適切ではありません．なぜなら，例えばデータが 3 つし
かないのに，その 25 パーセンタイルや 75 パーセンタイル表示をする意味がないからで
す．データ数が少ないときには，ドットプロットを用いてデータを表示するようにしま
しょう．

　箱の内側に中央値が横線で表示されます．箱の中に全体の 50％のデータ(25 パーセン
タイルから 75 パーセンタイルまで)が表示されます．プラス方向のひげの先端は最大値
を示し，マイナス方向のひげの先端は最小値を示します．ひげは最大値と最小値を用い
るときと箱＋1.5 倍の大きさと−1.5 倍の大きさで表示するときなどがあります．
JSTAT では最小値と最大値で表示されます．

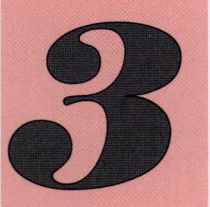

3 2群のパラメトリック検定

1. 統計的検討とは？

パラメトリック検定は，データ数が多くて正規分布が仮定できるときに使用できる検定方法です．ここでは統計的検定の意味と外れ値の検定を学んだあとに，対応のない t 検定と対応のある t 検定について学習します．

■ 証明は否定で

> 若年者と高齢者の筋力には差がある(と私は思っている)．しかし…

まず，統計的検定の考え方を2群の差の検定を例に挙げて解説します．例えば若年群と高齢群の筋力を計測したとします．このようなときわれわれは若年群と高齢群の筋力には当然差があると考えて計測したデータの分析にとりかかります．さらに分析が進むと統計的な検定手法を用いて2群の筋力の差が偶然生じているわけではないことを示します．ここからは統計的な検定手法を用いた一般的な手順について解説します．

はじめから2群の筋力の差が偶然ではないことを示すのは困難です．そこでわざと若

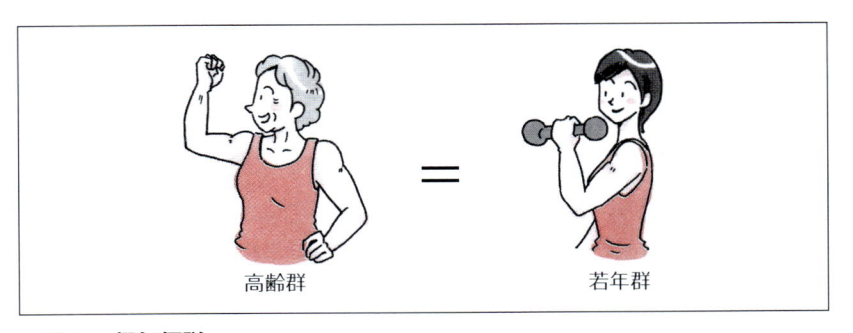

高齢群　　＝　　若年群

図1　帰無仮説
わざと，「若年群と高齢群には差がない」という仮説を立てる(帰無仮説)

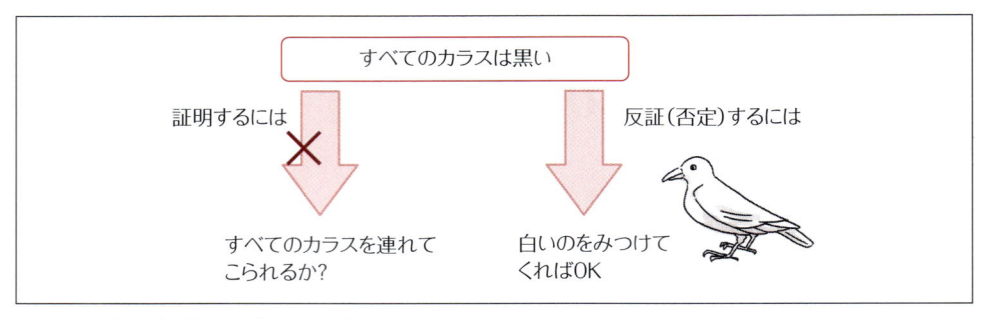

図2　帰無仮説の否定で証明する(反証)

年群と高齢群の筋力には差がない(若年群＝高齢群)という仮説を立てます(**図1**)．この仮説のことを**帰無仮説**と呼びます．この帰無仮説が否定されることを示すことができれば，2群の筋力の差は偶然生じているわけではないことを示すことができます．

　なぜこのような回りくどいやり方を採用するかというと，証明は否定で行う方が楽だからです．例えば，すべてのカラスは黒いという仮説を立ててこれを証明するためには，すべてのカラスをみつけて黒いことを証明しなくてはなりません．しかし，白い(黒くない)カラスを一羽でもみつけることができれば，すべてのカラスは黒いという仮説を否定(反証)することができます(**図2**)．こちらの方が証明する手続き上，ずっと楽なのです．

■ 統計的検定の考え方

若年者と高齢者の筋力には差があるであろう(検者・分析者の考え/対立仮説)

⬇

若年者と高齢者の筋力には差がないという仮説を立てる(帰無仮説)

⬇

帰無仮説が成立する可能性 p(probability)を計算する
この可能性 p のことを統計学用語で p 値と呼ぶ．

　若年者と高齢者の筋力には差がないとする仮説(**帰無仮説**)が成立する可能性(**p 値**)が低ければ，2群の差は偶然生じているとはいえなくなるので，反対に**対立仮説**を採用した方が良いだろうと考えるのが基本的な統計的検定の流れです．帰無仮説が否定され，対立仮説が採用されたとき，「**2つの群には有意差がある**」ということができます．

　ここで，p 値がどのくらい低ければ有意差があるといって良いのかという疑問が残ります．通常は5%未満(0.05 未満)としています(5%水準ともいいます)．2群の筋力に差がないという仮説(帰無仮説)が成り立つ可能性が5%未満しかないのだから，反対に2群の筋力には差があるという仮説(対立仮説)を採用した方が良いだろうと考えます．プレゼンテーションや論文の中で p 値は以下のように表記されることが多いです．

　①p 値が 0.05 以上のとき：NS

　　　NS は not significant の略語で有意差なしという意味です．

②p値が0.05未満のとき：$p<0.05$

有意差がないという帰無仮説が成立する可能性(p値)が，判断基準である**有意水準(危険率)**の5%より低いということです．すなわち対立仮説が採用され，有意差があるということです．

③p値が0.01未満のとき：$p<0.01$

p値が有意水準の1%よりも低く，有意差があるということです．

④p値が0.001未満のとき：$p<0.001$

p値が有意水準の0.1%よりも低く，有意差があるということです．

2. 外れ値をみつける

■ グラブス・スミルノフ棄却検定を使った外れ値のみつけ方

> 計測したデータには外れ値が含まれているであろう(対立仮説)
>
> ⬇
>
> 計測したデータに外れ値は含まれていない(帰無仮説)
>
> ⬇
>
> 帰無仮説が成立するという可能性pを計算する．
> p値が有意水準の5%よりも小さければ計測したデータには外れ値が含まれていることになる．

統計的な検定にはさまざまな種類があります．**外れ値の有無の検定，2群の差の検定，3群以上の差の検定**などが代表的なものです．本章では外れ値の有無の検定と2群の差の検定について解説します．

第2章のデータの要約と基本統計量の中で解説したように，データを分析する際にはまずデータの特性を調べ，外れ値の有無を確認しなくてはなりません．JSTATでは外れ値の有無を**グラブス・スミルノフ(Grubbs-Smirnov)棄却検定**という統計的検定手法により調べることができます．この方法でも，帰無仮説を立ててその仮説が成立する可能性(p値)を計算します．具体的には計測したデータには外れ値が含まれていないという帰無仮説を立てて，その仮説が成立するという可能性pを計算します．p値が5%よりも小さければデータには外れ値が含まれていることになります．

■ グラブス・スミルノフ棄却検定の仕組み

> 基準化(データを，相対的位置を示す数値に変換すること)を活用する．

グラブス・スミルノフ棄却検定は**基準化**を活用して，外れ値をみつける検定方法です．基準化とはデータを相対的位置を示す数値に変換することです．

$$基準値 = \frac{個々のデータ - 平均値}{標準偏差}$$

という式で個々のデータを基準化することができます．データを基準化することで，個々のデータがデータ全体の分布のどの位置にあるかを示すことができます．

- データの基準値が0であれば，平均値とデータが同じであることを示します．

基準値＝0：平均値に等しい

- データの基準値が1であれば，平均値＋1SD（標準偏差）とデータが同じであることを示します．

基準値＞0：平均値よりも大きい（1以上で集団上位）

- 基準値が−1であれば，平均値−1SD（標準偏差）とデータが同じであることを示します．

基準値＜0：平均値よりも小さい（1以下で集団下位）

平均値±1SDの範囲にデータの68.26％が入ることから，1以上で集団上位群となり−1以下で集団下位群となります．

■ 外れ値を客観的に評価する方法

正規分布するデータでは平均値±3SDの範囲にデータの99.7％が入ることから，基準値3以上と−3以下は群の中でずばぬけて上位群と下位群ということになります（**図3**）．この特性を活用して一般的には基準値が3以上もしくは−3以下の場合にデータは外れ値とみなすことができます．ただしデータの数によって外れ値とみなせるか否かの基準が異なるので，**グラブス・スミルノフ棄却検定**ではデータの数によって外れ値とみなせる基準値を調整して検定を行っています．

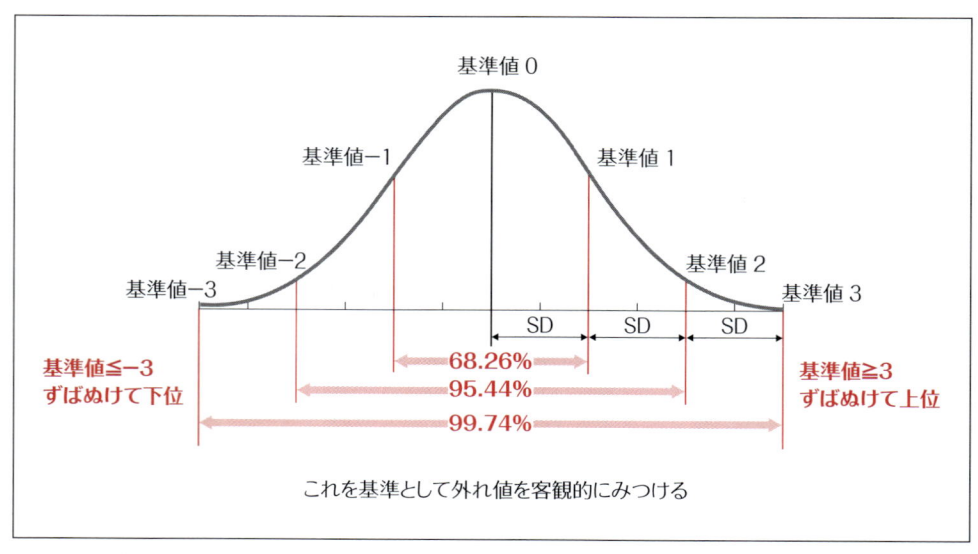

図3　外れ値をみつける方法

例題1） グラブス・スミルノフ棄却検定を行う 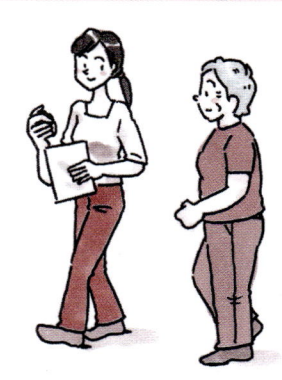 ● 操作方法参照

　介護予防事業を展開している O 市において計測された高齢者 25 名の 5 m 歩行時間の結果です．このデータを用いて統計的に外れ値が含まれているかどうかを検定してください．

👉 解析用データ 2-1 を使用

結果のみかた

```
FreeJSTAT 22.0J-Untitled
ファイル(F)  編集(E)  表示(V)  統計(S)  相関(C)  データ設定(D)  グラフ(G)  マクロ(M)

Esc：データ入力画面に戻ります。ARROW KEY：スクロールしま


<<< Grubbs-Smirnov棄却検定 >>>
第1列：O市

最大値(C1R2)　　12.0000
有意水準1％で棄却できます。 ←❶

最小値(C1R20)　　2.3000
有意水準5％で棄却できません。 ←❷
```

図4　検定結果

　今回の結果（**図4**）では，最小値の C1R20（1 列目の 20 行目）の 2.30 秒というデータは「有意水準 5％で棄却できません」と表示されています（❷）．これは 2.30 というデータが外れ値でないという帰無仮説が成立する可能性（p 値）が，判断基準である有意水準 5％より高いために帰無仮説を棄却できないということを示しています．つまり，最小値は外れ値ではありません．しかし，最大値の C1R2（1 列目の 2 行目）の 12.0 秒というデータでは「有意水準 1％未満で棄却できます」と表示されているので（❶），最大値は外れ値ということになります．

　外れ値が含まれていた場合，外れ値を除いてグラブス・スミルノフ棄却検定を行い，棄却できるデータがさらに含まれていないことを確認し，棄却されるデータが含まれなくなるまでこれを繰り返します．また，この検定を行う前に第 2 章の基本統計量で説明したドットプロットを作成し，外れ値らしき値が含まれているかを事前に確認しておくと良いでしょう．

3. 2群の差のパラメトリック検定

　第1章で解説したようにデータの尺度に応じて，使用できる検定方法が**パラメトリックな手法**と**ノンパラメトリックな手法**に分かれます．また収集されたデータの数や正規分布しているか否かによっても使用できる手法が分かれます．収集されたデータが**間隔尺度**と**比率尺度**で，データが正規分布していて，データ数が十分にあると（目安は25以上）パラメトリックな手法を用いることができます（**表1**）．第2章で解説したデータの要約の目的の1つとして，「**使用できる統計解析手法の種類がわかる**」ことが挙げられました．データを要約すると，パラメトリック検定かノンパラメトリック検定か，利用できる統計解析手法が決まるのです．

　2群の差の検定で最も良く知られているのは***t*検定**です．*t*検定はパラメトリック検定であり，対応のある検定とない検定に分けられます（**表2**）．ノンパラメトリック検定については，第5章で解説します．

表1　パラメトリック検定

尺度	間隔尺度　比率尺度
母集団の分布型	通常正規分布を仮定
標本サイズ	データ数25以上目安

上記以外はノンパラメトリック検定

表2　2群の差のパラメトリック検定

対応あり（2群）	対応のある*t*検定
対応なし（2群）	対応のない*t*検定

■ 2群の差の検定―検定方法の選び方―

　2群の差の検定の選び方のフローチャートを示します（**図5**）．質問項目に対してYesとNoで解答していくと使用すべき検定方法を選択することができます．

　データ数が十分にあり，比率尺度か間隔尺度ならYesに進みます．パラメトリック検定を用いるためには収集したデータが正規分布していることが求められるため，正規分布していることを仮定できればYesに進みます．ここまでのところで，Noに進む場合は自動的にノンパラメトリック検定が選択されます．

　第2章で解説した手法に基づいてヒストグラムやドットプロットを作成してデータの形状を確認し，グラブス・スミルノフ棄却検定を行うなどして収集したデータの中に外れ値が含まれていないことも確認しておく必要があります．また，代表値として平均値や標準偏差を示すのはパラメトリックな手法ですので，データ数が少なかったり，外れ値が含まれていたりすると平均値や標準偏差の使用も適さなくなってしまいます．アンケート調査などにより得られるカテゴリーデータ以外は，データ数と正規性の確保ができるようなデータ収集（外れ値を除去することも含む）を行うように留意すべきです．

■ 対応の有無

　もう1つ検定方法を選ぶ上で大切なのが，第1章で解説した対応の有無です．例えば，2群の間で何かを比べるとき，次の2つの場合が考えられます．

①6人の被験者を集めて，3人ずつ2群に分けて比べる場合です．具体的には，別々の

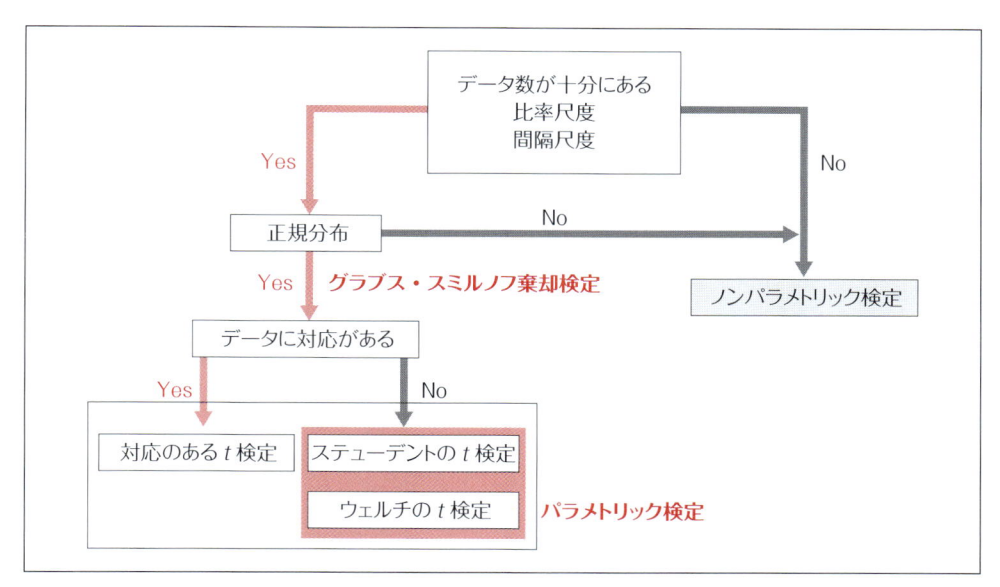

図5　2群の差の検定―検定方法の選び方―

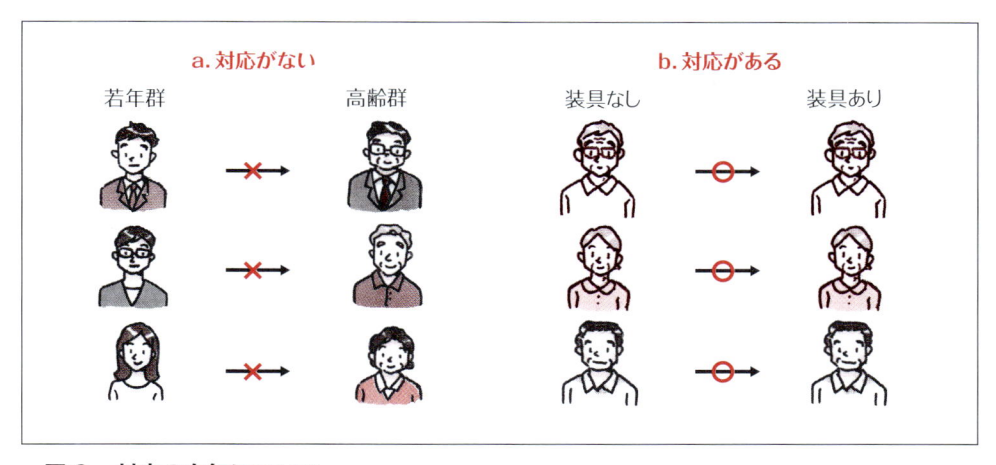

図6　対応の有無について

　若年者と高齢者を3人ずつ集めて，その歩行速度を測定する場合です．これをデータに**対応がない**といいます．

②3人の被験者を集め，その3人に2種類の課題すべてを実施し，その結果を比べる場合です．具体的には，3人の被験者を集め，装具の有無で歩行速度を測定し，その結果を比較する場合が該当します．あるいは，3人の被験者を集め，トレーニング前後で歩行速度を測定し，その結果を比べる場合もこれに該当します．これをデータに**対応がある**といいます．

　図6のようにデータを並べたときに各行が対応しているかどうかで，対応の有無が決まってきます．対応の有無によって用いる検定手法が異なってくるので，必ず確認するようにしてください．

■ 対応のない t 検定

対応のない t 検定と対応のある t 検定は，p 値を求めるための手続きが異なっています．よって対応がない t 検定を行うべきデータに対して対応のある t 検定を行ったり，その反対の検定を行うと，間違った検定結果を導いてしまうことになります．

　対応のない t 検定では，2群それぞれの群内のデータのばらつきの大きさと2群間の平均値間の隔たりを比較して有意差を求めます（**図7**）．2群それぞれの群内のデータのばらつきよりも2群の平均値間の差が大きくなると有意差が得られやすくなります．**図7a** のように2群それぞれのばらつきが小さく，2群の平均値の差が大きいと有意差が得られますが，**図7b** のように2群それぞれのばらつきが大きく，2群の平均値の差が小さいと有意差は得られなくなります．

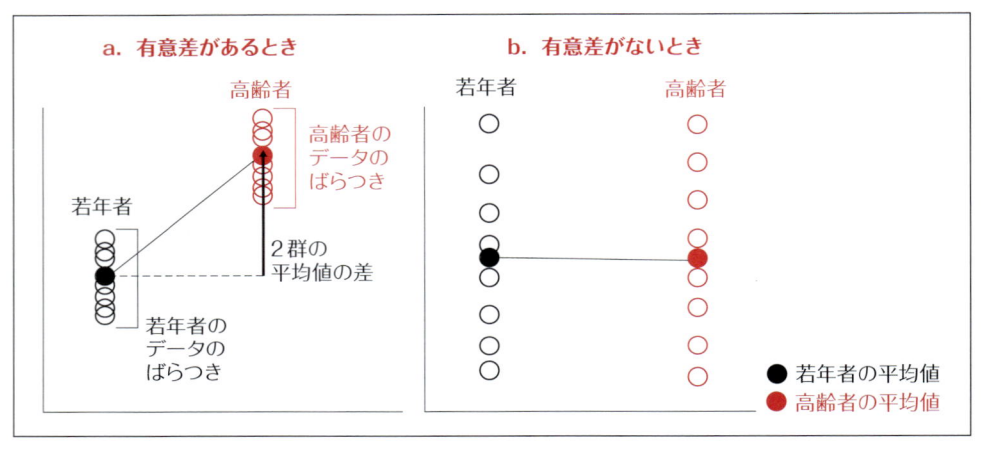

図7　対応のない t 検定

■ 対応のある t 検定

対応のある t 検定では同一の被験者が反復して2つの条件を行うことになるので，2つの条件間の値の差が重要になります（**図8**）．条件が変化したときに個々の値が一貫して増加したり，減少したりする場合には有意差が得られやすくなります．一方，条件が変化したときに増加する値と減少する値が混在する場合には有意差が得られ難くなります．**図8a** のように装具なしの条件に比べて，装具ありの条件で一貫して値が増加するときには有意差が得られます．一方，**図8b** のように装具なしの条件に比べて，装具ありの条件で増加する値と減少する値が混在すると2つの条件間の値の差が打ち消しあってしまうので，有意差が得られなくなってしまいます．

　対応のない t 検定では各群のばらつきと群間の平均値の差が重要になるのに対し，対応のある t 検定では同一の被験者が反復した条件の差が重要になります．よって，対応のある t 検定では群間の平均値の差がわずかであっても，すべてのデータが一貫して増加していれば有意差が得られますが，このようなときに対応のない t 検定を用いると，平均値の差が小さいので有意差が得られなくなってしまいます．

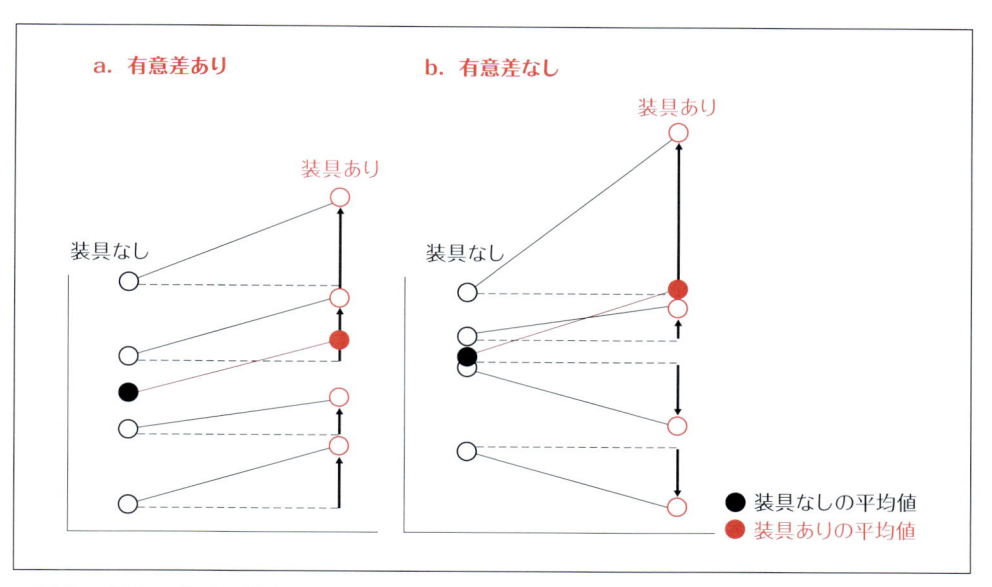

図8　対応のある t 検定

2つの t 検定のうち，まず対応のある t 検定の例題を実施します.

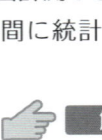

例題2)　**対応のある *t* 検定を行う**　　　　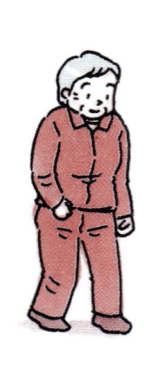 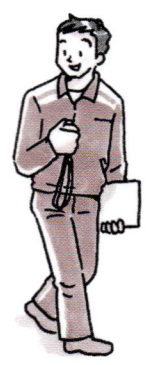 ● 操作方法参照

　介護予防事業を展開している A 市では，年に1度，対象者の体力測定を実施しています．D 町職員はその介護予防事業の効果について検討したいと思っていました．そこで D 町の対象者 25 名の 5 m 歩行時間(至適速度)を 1 年間の介護予防事業前後で 2 回計測しました．介護予防事業前後の 5 m 歩行時間に統計的な差があるかを示してください．

　　解析用データ 2-2 を使用

すすめかた　　解析を行う前に前述した手順に基づいて仮説を立てておきます．

> 事業前後の 5 m 歩行時間には差があるであろう(検者・分析者の考え/対立仮説)
>
> 事業前後の 5 m 歩行時間には差がないという仮説を立てます(帰無仮説)
>
> 帰無仮説が成立するという可能性(*p* 値)を計算します．

　有意水準を 5% とした場合，帰無仮説が成立する可能性(*p* 値)がその 5% より小さければ，帰無仮説が棄却されて事業前後の 5 m 歩行時間には差があるということになります．また，対応のある *t* 検定の場合は，同一被験者の前後や用具の使用の有無で比較するため，比較するデータ数が同じである必要があります．

結果のみかた　　結果には**両側検定**と**片側検定**が表示されています(**図9**)．両側検定では，事業前後の 5 m 歩行時間には差がないという仮説を立てるのに対して，片側検定では「事業前の 5 m 歩行時間は事業後の歩行時間より短い」もしくは「事業前の 5 m 歩行時間は事業後の歩行時間より長い」という仮説を立てることになります．簡単に言い換えると，両側検定では歩行時間は短くなっても長くなっても帰無仮説が棄却されれば有意差があるといえるのに対して，片側検定ではあらかじめ決めたどちらか一方の帰無仮説(歩行時間が短くなる or 長くなる)のみが棄却されなければ有意差があるといえなくなってしまいます．特別な理由がなければ両側検定で出力された結果を採用するのが一般的です(❶)．

　今回の結果では，*p* 値が $p = 0.0112$ となり，有意水準の 5% よりも小さいため事業前後の 5 m 歩行時間には差があることになります(❷)．

　誤った帰無仮説を正しく棄却できる確率のことを**検出力**と呼びます．誤った帰無仮説を棄却しない確率は β で表され(p. 48 参照)，検出力は $1 - \beta$ で表されます．$\beta = 0.2$ のと

```
<<< 対応のある t 検定 >>>
Ｘ：第1列 事業前
Ｙ：第2列 事業後

---------------------------------------------------------------
変数      データの個数      平均値        標準偏差        標準誤差

第1列     25              4.024000      0.920724       0.184145
第2列     25              3.736000      0.702306       0.140461
---------------------------------------------------------------


平均値の差の９５％信頼区間
0.071702 ～ 0.504298
```

[両側検定]　←❶　両側検定を使う

```
---------------------------------------------------------------
t-value       自由度        危険率        Cohen's d      効果量 r

2.748806      24          p=0.0112      0.351721       0.489332
---------------------------------------------------------------
判定：有意水準５％有意差あり
```
↑❷　p 値が 5%（0.05）未満で有意差あり

有意水準５％の場合の検出力：power<=0.8
power>0.8とするのに必要な標本数はX、Yそれぞれ29以上です。　←❸　検出力を確認する

[片側検定]

```
---------------------------------------------------------------
t-value       自由度        危険率

2.748806      24          p=0.0056
---------------------------------------------------------------
判定：有意水準１％有意差あり
```

有意水準５％の場合の検出力：power>0.8

図9　対応のある t 検定結果

きに検出力が 0.8 となります．これは 80％ の確率で実際の有意差を検出できることを示すことから，検出力は 0.8 が利用されることが多いです．検出力は標本数（データ数）に影響を受けるため，データ数が少ないと，十分な検出力が得られず実際は有意差があるのにないと結論付けてしまう可能性が出てきます．検出したい実質的な差を 0.8 以上の検出力で検定するために必要な標本数を知る必要があります．

　JSTAT では検出力 0.8 で必要な標本数の検定を行います．今回の検定では

　　　　有意水準５％の場合の検出力：power<=0.8
　　　　power>0.8 とするのに必要な標本数は X, Y それぞれ 29 以上です．

と表示されています（❸）．X, Y は 2 群のデータ数を示していて，それぞれ 29 以上必要であることがわかります．今回の結果では，p 値が 5％ 未満となり有意差が得られていますが，有意差が得られない場合には十分な検出力が得られるまで標本数を増やして再度検定を行うと良いでしょう．

結果の書き方と図の提示例 得られた結果は以下のように記載し，図を提示すると良いでしょう．

25名の高齢者の5m歩行時間を1年間の介護予防事業前後で比較した結果を図Zに示す．事業前と比較して事業後では5m歩行時間が有意に減少した．

 作図方法は付録 p.119 を参照

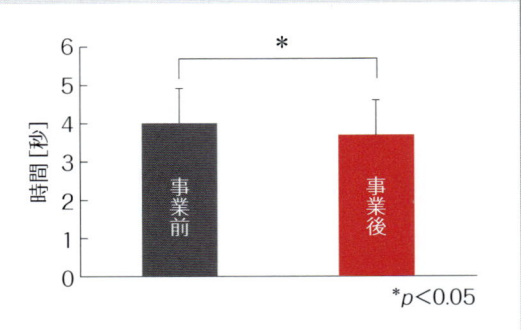

図Z 事業前後における5m歩行時間の比較

次に対応のない t 検定の例題を実施します．

例題3) **対応のない t 検定を行う**　　　　　　　　　　操作方法参照

　介護予防事業を展開しているA市では，年に1度，対象者の体力測定を実施しています．その体力測定項目のうち5m歩行時間（至適速度）について，市職員はB町とC町で歩行時間に違いがあるように感じていました．そこでその効果を検証するために，ある時点でのB・C両町の対象者それぞれ75名の5m歩行時間を計測しました．B町とC町対象者間の5m歩行時間に統計的な差があるかを示してください．

解析用データ 2-3 を使用

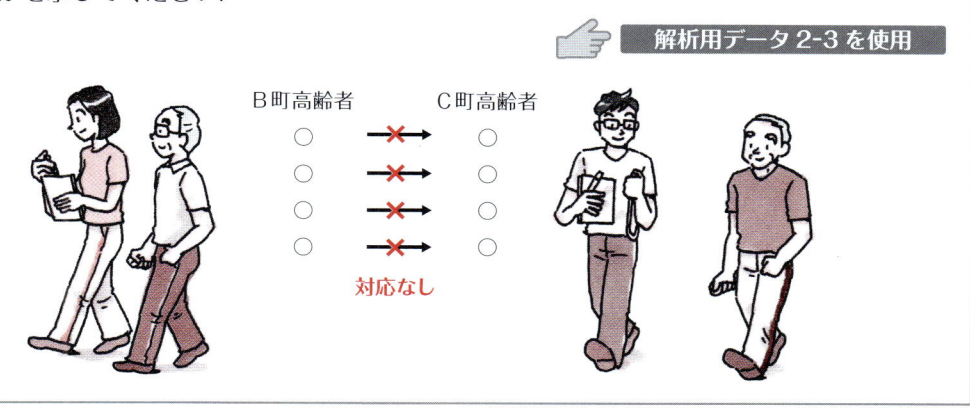

■ 対応のない t 検定は分散の性質で使い分ける

　対応のない t 検定を行う前に等分散の検定を行う必要があります．**図10**のフローチャートに示すように，解析対象のデータが**等分散**か**非等分散**かによって使用できる t 検定の種類が異なります．データが等分散のときには，**ステューデント（Student）の t 検定**を用い，非等分散のときには**ウェルチ（Welch）の t 検定**を用います．

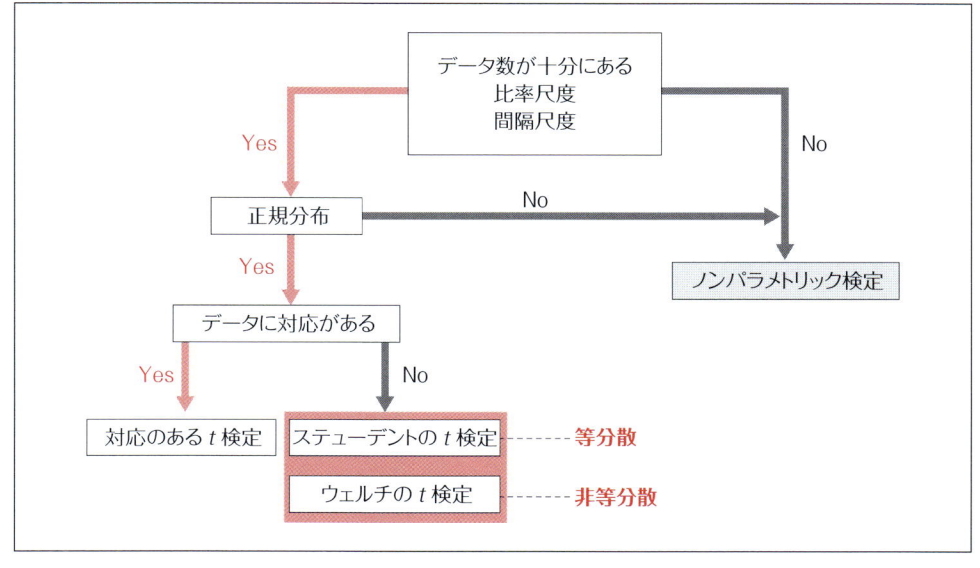

図10　対応のない t 検定の選択―検定方法の選び方―

　　対応のない t 検定は，比較するデータ数が同じである必要はありませんが，できるかぎり同数に近い数にしてください.

■ 等分散と非等分散

> F 検定を用いて等分散性の検定を行う

　　データが釣鐘型の分布形状を示すことを正規分布と説明しました．等分散とは，データの釣鐘型の形状が対象とした2群で近似していることを示します．一方，データの釣鐘形の形状が対象とした2群で異なることを非等分散と呼びます（**図11**）．前項で説明したとおり，データが等分散のときには，ステューデントの t 検定を用い，非等分散のときにはウェルチの t 検定を用います．**F 検定**という統計的検定を用いると2群が等分散しているかを知ることができるので，F 検定によって等分散性の検定を行った後に，どちらの t 検定を用いるべきかが決まります．

等分散　　　　　　　　　　　　非等分散

図11　分散が等しいということこと

結果のみかた

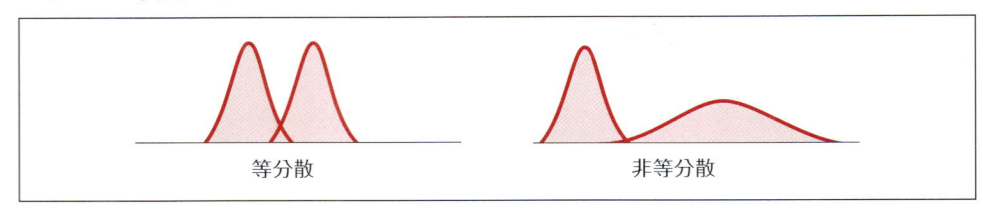

```
<<< 対応のない t 検定 >>>
X：第1列 B町
Y：第2列 C町
---------------------------------------------------------------
変数      データの個数    平均値        標準偏差       標準誤差
第1列     75            3.728000      0.605506      0.069918
第2列     75            3.960000      0.859132      0.099204
---------------------------------------------------------------
平均値の差の95%信頼区間
-0.472119 ～ 0.008119
```

F検定により有意水準5%で母分散が等しいとみなせないので，Welch's t-testにより検定します．　←❶　**F 検定の結果**

[両側検定]　←❷　**両側検定を使う**

t-value	自由度	危険率	Cohen's d	効果量r
1.911558	133	p=0.0581	0.314258	0.163522

判定：有意水準5%有意差なし　↑❸　**p 値が5%（0.05）以上で有意差なし**

等分散が仮定できないため，検出力は計算できません．　←❹　**検出力を確認する**

図12　対応のない t 検定結果

　JSTAT を用いて対応のない t 検定を行うと（**図 12**），F 検定を実施してその結果をもとに，自動的にステューデントの t 検定かウェルチの t 検定かが選択されます（❶）.

　　　F 検定により有意水準 5% で母分散が等しいとみなせないので，Welch's t-test により検定します.

　これは，今回のデータでは等分散が仮定されず**ウェルチの t 検定**が実施されたことを示しています.

　対応のある t 検定と同様に基本的には結果は両側検定のみを参照して下さい（❷）. 今回の結果では，p 値が $p = 0.0581$ となり，5% 以上なので B 町と C 町の高齢者の 5 m 歩行時間の差は偶然でないとはいえない，ということになります（❸）.

　また検出力については，

　　　等分散が仮定できないため，検出力は計算できません.

と示されていることからわかるように（❹），等分散が仮定できないと，検出力を計算することができなくなります. 等分散が仮定されたときに使用できるステューデントの t 検定であれば，検出力は自動的に計算されます.

結果の書き方と図の提示例　得られた結果は以下のように記載し，図を提示すると良いでしょう.

　B 町と C 町のそれぞれ 75 名の高齢者の 5 m 歩行時間を比較した結果を図 Y に示す. B 町と C 町の高齢者の 5 m 歩行時間には有意な差がみとめられなかった.

 作図方法は付録 p.119 を参照

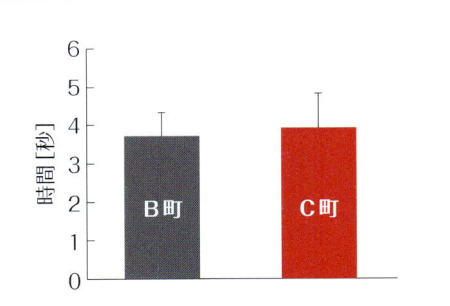

図 Y　B 町と C 町高齢者の 5 m 歩行時間の比較

危険率と偶然

　文中に「危険率」や「偶然」という言葉が出てきました．実はこの危険率と偶然は密接に結びついていて，推測統計学では非常に重要な概念です．ここでは，これらについて少し詳しく説明します．

　トレーニングプログラム A と B を実施した2群を比べている第1章冒頭の例では，それら2群の間の筋力の変化量について，平均値で5の差が生じました(p.2参照)．このとき推測統計学では，この5の差が生じた理由を次の2つのうちのどちらかにあると考えます．まず1つは，「本当は両群の間に差がないにもかかわらず，偶然，差が生じてしまった」という考え方です．そしてもう1つの考え方は，「偶然ではなく研究の本来の目的どおり，プログラム A・B というトレーニング内容により差が生じた」というものです．つまり，前者は「偶然に差が生じてしまった確率が高い場合」，そして後者は「偶然に差が生じてしまった確率が低い場合」と言い換えることができます．ですので，比べたい2群間のデータに差が生じた原因のうち，偶然の要素が十分に低ければ，本来の研究目的どおりにトレーニング内容により筋力の変化量に違いが生じているといえることになります．

　では，偶然に差が生じてしまった確率がどの程度低ければ，トレーニング内容により差が生じたと判断してもいいのでしょうか．推測統計学の世界では，慣習的に5%という基準が採用されています．つまり，比べる各群のデータ間に偶然に差が生じることが，数学的に計算して5%未満のとき，それは偶然以外の条件の違いから生じた差であるとして，「有意差がある」，あるいは「有意差を認めた」と判断してもいいことになっているのです．

　この判断基準である5%のことを「**有意水準**(significance level)」といいます．また，2群の間にある差が偶然観測されたものであるにもかかわらず，差があると誤って判断してしまう危険性でもあることから，「**危険率**」あるいは「**第1種の過誤**(type I error, α error ともいう)」ともいいます．ちなみにこの第1種の過誤に対して，本来差があるのにもかかわらず，差が偶然観測されたものだと判断してしまうことを「**第2種の過誤**(type II error, β error ともいう)」といいます．

　逆にデータを解析した結果，p 値が10%と算出された場合は，比べたい群間に生じた差が偶然に生じた確率が10%であることを意味します．これは基準(5%)よりも高いため，現時点では偶然以外の条件により生じた差とは判断できない，ということになります．また，偶然に差が生じる前提である「本当は差がない」という仮定が「帰無仮説」といわれるものなのです．

　JSTAT の中では有意水準，危険率，p 値という表記で，すべて同じことを指しています．本来は p 値と，有意水準・危険率とは異なるものですが，直感的なわかりやすさを重視してこのようにしています．しかし，統計をより深く勉強する際には，帰無仮説が成立する可能性を意味する p 値と，p 値がどの程度低ければ有意とするかの判断基準を示す有意水準・危険率とは異なるものであることに注意してください．

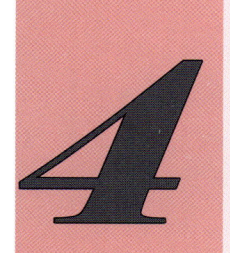

4 3群のパラメトリック検定

Key Words
● 分散分析(ANOVA) ● 多重比較 ● 水準 ● 要因 ● 主効果 ● 交互作用

1. 3群以上の群間に差があるかを知る方法

t検定を繰り返す	×
分散分析・多重比較を使う	○

例：国家試験の勉強時間の違いがテストの結果に影響を及ぼすか？

	～2時間	2～5時間	5時間～
テスト結果			

組み合わせは…
～2時間 vs 2～5時間
～2時間 vs 5時間～
5時間～vs 2～5時間

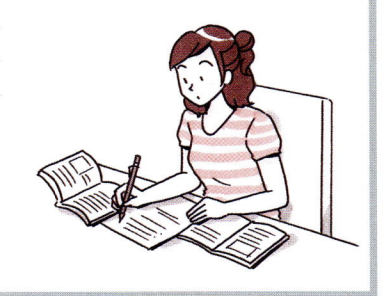

　2群間の差があるかをみたいとき，パラメトリックな方法ではt検定を用いました．では3群以上の群間で差をみたいときはどのようにしたら良いのでしょうか．単純にt検定を繰り返すわけにはいきません．なぜなら，1回当たりのp値が有意水準の5%未満になっていたとしても，t検定を繰り返すと全体としてのp値が5%を上回り，有意差がないにもかかわらず有意差ありとなってしまう可能性があるためです（これを「検定の多重性」といいます）．例えば勉強時間の違いがテストの結果に影響を及ぼすかをみたいとしましょう．そのとき，勉強時間が2時間未満の学生と2時間以上5時間未満の学生，5時間以上の学生の3群に分けて比較をするとします．3群間でどこに有意差があるかをみたいとき，組み合わせは全部で3通りになります（～2時間 vs 2～5時間，～2時間 vs 5時間～，2～5時間 vs 5時間～）．1回のt検定で得られたp値が5%としてt

検定を繰り返すと，それぞれの p 値は 0.05 としても 3 回繰り返せば $1-(1-0.05)^3=0.143$ となり，結果として p 値が 5%（0.05）よりも大きくなってしまいます．すなわち誤って有意差ありとしてしまう可能性が出てくるわけです．そこで多群の差の検定では分散分析や多重比較といった方法が用いられます．

2. 分散分析と多重比較の意味

> **分散分析**（ANOVA：analysis of variance）
> 　「群によって平均に差があるのか？」を調べる．どの群とどの群に差があるかはわからない．正規分布，等分散が前提．
> **多重比較**（multiple comparison）
> 　どの群とどの群に差があるのかを調べる．複数の考え方・方法があり，使用にあたっては注意が必要．下位検定またはポストホックテストともいう．

分散分析（ANOVA） は各群間の平均値に差があるのかを調べる方法です．この分散分析はパラメトリックな方法であり正規分布と等分散が前提となります．そのため，名義尺度や順序尺度のような尺度で正規分布が仮定できない場合には使用は避けるべきです．詳細は **図1** のフローチャートを参考にしてください．

　検定としては「各群の平均値は互いに等しい」という帰無仮説を立て，その確率を調べることになります．帰無仮説を立てるという点では，t 検定と何ら変わることはありません．しかしここで注意すべきは，分散分析は具体的にどことどこの群に差があるのかはわからないことです．どこに差があるのかを見出したければ，**多重比較** を行う必要があります．多重比較とは，p 値が大きくならないように調整して群間比較をする検定方法です．

　分散分析と多重比較はセットで扱われることが多々あります．このような場合，分散分析を行い帰無仮説が棄却されて，事後検定として多重比較を行う，という流れになります．多重比較は必ずしも分散分析を行った後に使用するものではなく，単独の使用も可能ではあります．しかしながら，多くの学術領域で分散分析の後に多重比較を行うことが慣例となっています．本書でも同様の手続きを前提として書いています．分散分析実施後に多重比較という手続きを経ることは，有意差があるかを最低2回の手続きをもって判断するため，より慎重な方法であるといえるかもしれません．筆者としては，読者の所属学会・投稿する論文誌の慣例に合わせることをおすすめします．なお，JSTAT では多重比較単体での使用はできず，分散分析とセットでの使用に限定されています．

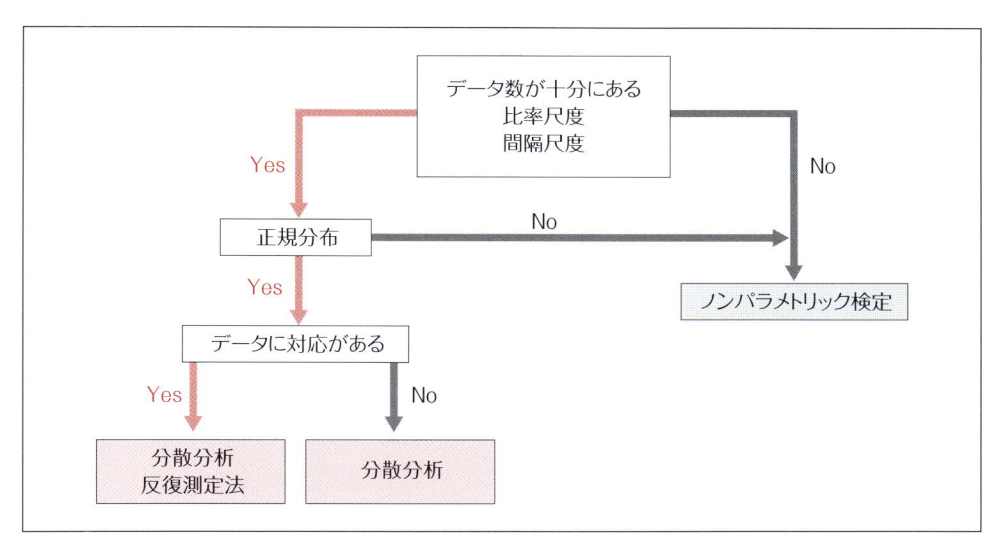

図1　3群以上の差の検定―検定方法の選び方―

3. 分散分析

　　分散分析にはいくつかの種類があり，**対応の有無**，**要因の数**等で分けられます．対応ありのデータを含む場合には反復測定分散分析が用いられます．**反復測定分散分析**では第2章の対応ありの t 検定と同様に各群間の差が重要な意味を持ちます．「**要因**」とは，影響を及ぼす条件（独立変数）のことであって，条件の数を「**水準**」と呼びます．

　　先ほど挙げた例で考えてみましょう．勉強時間の違いによってテストの点数に差が出るかを調べるというものでした．その場合勉強時間は「要因」ということになり，要因を2時間未満，2時間以上5時間未満，5時間以上とした場合は「水準」は3ということになります．

　　ここに，さらに男女による影響もみてみたいとすると，性別という要因が増えることになり，要因は2になります．このような2要因の分散分析を二元配置分散分析と呼びます．したがって，2要因までの分散分析は以下のいずれかのパターンに分けられます．

一元配置分散分析（対応なし）
一元配置分散分析反復測定（対応あり）

二元配置分散分析（対応なし）
二元配置分散分析反復測定（対応あり・なし混在）
二元配置分散分析反復測定（対応あり）

　　分散分析では要因，水準という言葉が頻繁に使われるので覚えておくと良いでしょう．なお，ここで挙げたいずれの例も対応はありません．

<table>
<thead>
<tr><th colspan="4">一元配置の例：勉強時間の違いがテストの結果に影響を及ぼすか？</th></tr>
</thead>
<tbody>
<tr><td></td><td>〜2時間</td><td>2〜5時間</td><td>5時間〜</td></tr>
<tr><td>テスト結果</td><td></td><td></td><td></td></tr>
</tbody>
</table>

勉強時間 =1 要因 = 一元配置（対応なし）

二元配置の例：勉強時間の違い・性別がテストの結果に影響を及ぼすか？

<table>
<tbody>
<tr><td></td><td>〜2時間</td><td>2〜5時間</td><td>5時間〜</td></tr>
<tr><td>結果　男</td><td></td><td></td><td></td></tr>
<tr><td>結果　女</td><td></td><td></td><td></td></tr>
</tbody>
</table>

勉強時間と性別 =2 要因 = 二元配置（対応なし）

■ 主効果

> 要因によって平均値に差が生じることを「主効果がある」という．

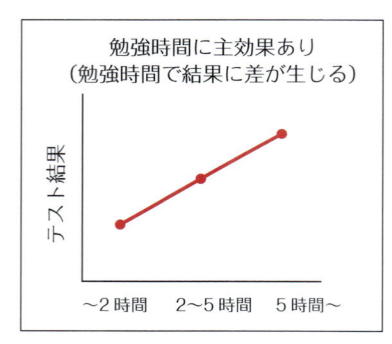

図2　一元配置の例

　分散分析では要因によって平均値に差があった場合，これを「**主効果がある**」といいます．先ほどの一元配置の例でいうと，勉強時間によってテスト結果に差があったとすれば，「勉強時間には主効果がみられた」ということになります（**図2**）．

　二元配置の例では，要因は勉強時間と性別の2つになり，主効果の判断も複雑になっていきます（**図3**）．

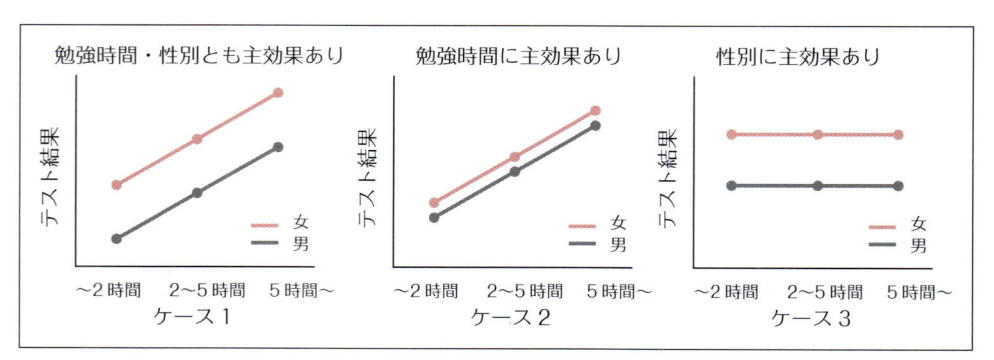

図3　二元配置の例

　勉強時間によって結果に差が生じ，性別によっても差が生じたとすれば，勉強時間，性別，それぞれの要因に主効果があるということになります（ケース1）．ただし，どちらか一方にしか主効果がみられないということもあります．ケース2は勉強時間に主効

果がみられ，性別に主効果がみられない場合で，ケース3は勉強時間に主効果がみられず，性別に主効果がみられる場合です．このように要因が増えれば要因ごとに主効果の有無を確認する必要があります．

■ 交互作用

さらに要因が2つ以上の場合では，「交互作用」というものもあり，要因ごとの主効果だけを確認するだけでは済まされません．

例えば図4(ケース4)のように，女性では時間によって差が生じていますが，男性は勉強時間による差がみられない場合や，図4(ケース5)のように女性では勉強時間が長くなるにつれてテスト結果が高くなりますが，男性ではその逆が起こっているような場合も想定されます(実際には今回の例ではケース5のようなことは起きるとは思えないのですが…)．これらの場合は，単純に要因をひとまとまりにしても効果が説明できません(いずれの例も男女を一緒にして，勉強時間の影響を考えることは難しいでしょう)．このようなとき「交互作用がある」といいます．

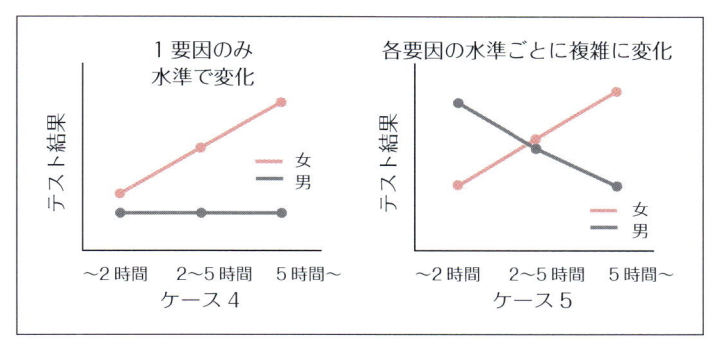

図4　交互作用がある場合

二元配置以上の分散分析では，交互作用があるのかを必ず確かめる必要があります．交互作用が有意な場合には，要因に主効果があるという結果が統計解析ソフトより導き出されても，単純に主効果があったとはいい切れないので注意が必要です．

このような場合，さらに詳しくデータを解析する(さらに検定を行う)ことで結果の解釈を深めることができます．交互作用の探索方法はいくつか考えられます．例えば一方の要因を水準ごとに分け，他方の要因の主効果を検定する方法があります．ここで挙げた例でいえば，男性と女性に分けて勉強時間に主効果があるのか一元配置分散分析で確かめることが該当します．これを**単純主効果の検定**といいます．こうすることで，それぞれの性別ごとに主効果があるのかを確かめることができ，結果として複雑に変化しているデータの見通しがよくなり，特性がある程度明らかになります．さらに，一元配置分散分析の結果，主効果が認められた場合，多重比較に進み群間ごとの比較を行うこともできます．こうすることで性別ごとに3つの区分に分けた勉強時間のどこに有意差があるかが明確にできます．

> 交互作用がある場合，どこに差があるのかをデータを分けて検討(**事後検定**)をする．

4. 多重比較

　多重比較には，多くの方法が存在し，現在も発展途上にあります．ここでは JSTAT で使用できるものについて紹介していきます．それぞれの特徴を理解して用いる必要があります（**表1**）．

　最もオーソドックスで頻繁に活用される方法として，**Bonferroni（ボンフェローニ）法**があります．ボンフェローニ法は厳しく検定する方法であり有意差は出にくいといえます．ただ，それだけに誤って有意差ありとしてしまう確率は低いといえます．**Holm（ホルム）法**はボンフェローニ法を改良した方法で，より有意差が得られやすくなっていますがそれでも比較的厳しい方法です．ボンフェローニ法とホルム法は2群の差の検定で得られた p 値に補正を加える方法で（パラメトリックな方法では t 検定で算出された p 値を補正しています），本来パラメトリック，ノンパラメトリックな方法のどちらでも使用可能です．しかし JSTAT ではパラメトリックな方法での使用に限られます．どれを用いるか迷ったときには，ボンフェローニ法かホルム法を使うのがおすすめです．**Tukey（テューキー）法**は広く用いられている方法であり，ボンフェローニ法よりも有意差が得られやすい傾向にあります．**Scheffe（シェッフェ）法**は，有意差が得られにくい方法です．厳しく有意差を判別したいなど，特別な理由がない限りおすすめしません．またシェッフェ法の中には，分散分析の手順（ F 検定）が含まれています．そのため単体では用いず，分散分析とセットで用いることが必須です．**Dunnett（ダネット）法**はコントロール群（対照群）を設け，コントロール群と各群のみ比較をしたいときに用います．例えば3群（A，B，C）の比較を行いたいが，A と他の群との関係だけを調べたい場合（A と B，A と C のみで，B と C の関係はみない）に用います．テューキー法，シェッフェ法，ダネット法はいずれも，母集団の正規分布と等分散が前提となる方法です．

　ここに挙げた方法はいずれも，対応のないデータでは各群のデータが同数である必要はありません．しかし対応のあるデータでは，同数でない場合，欠損している部分に対応する他のデータも省く処理が必要になります．JSTAT ではデータを間引く作業をソフトウェア内で実行してくれます．なお，テューキー法にはいくつかの種類があり，データが同数でなくてはならないものもありますが，JSTAT では同数でなくても計算可能な方法を用いています．

表1　JSTAT で使用できる多重比較の方法

• よく使用されている方法	
ボンフェローニ法	保守的[*]で有意差が得られにくい．最もオーソドックスな方法．
ホルム法	ボンフェローニ法の改良型．ボンフェローニ法より有意差が得られやすい．
テューキー法	ボンフェローニ法より有意差が出やすい．
• ANOVA との併用が必要な方法（ANOVA を行い，主効果がある場合実施）	
シェッフェ法	有意差が得られにくく，かなり保守的[*]な方法．
• コントロール群との比較をする方法	
ダネット法	コントロール群と各群の比較をしたいときに使用．

[*]保守的とは，有意差が得られにくい厳しい検定であることを指します．

ボンフェローニ法を詳しく知って上手に使おう

　汎用性の高い多重比較法としてボンフェローニ法とホルム法を紹介しました．ここでは，多重比較をより柔軟に使いこなせるよう，ボンフェローニ法を少しだけ詳しく紹介していきます．ボンフェローニ法は，有意水準を比較したい組み合わせの数で割って調整します．例えば，A群，B群，C群について考えられる組み合わせは，A vs B，A vs C，B vs Cの3通りになります（要は，$_3C_2=3$ですね）．0.05を有意水準として設定しているとすれば，3群の多重比較の場合は，$0.05/3=0.0166\cdots$となります．したがって，A vs B（あるいはA vs C，B vs C）に対する2群の差の検定（例えばt検定や符合付順位和検定等）を行った場合，p値が0.0166…よりも小さくないと有意な差があるとは言えないわけです．ここまでの説明で，ボンフェローニ法は組み合わせの数が多くなるほど，有意水準は厳しく設定され，有意差は得られにくくなることが理解できたと思います．しかし，比較したい組み合わせの数を限定すれば（もしくは限定できるのであれば），有意水準の調整を緩やかにすることも可能になります．

　図5のようにA群，B群，C群，D群の4群の場合の組み合わせの数は，$_4C_2=6$通りとなります（A vs B，A vs C，A vs D，B vs C，B vs D，C vs D）．このうちすべての組み合わせを評価したい場合には0.05を6で割った値（0.00833…）が有意水準となります．しかし，評価したい組み合わせが4つであれば，0.05を4で割ればいいわけで，有意水準も0.0125になります．もちろんダネット法のように対照群との比較をボンフェローニ法で行うことも何ら問題はありません．

　このようにシンプルな方法であるため，柔軟な活用ができるところがボンフェローニ法の良いところです．多重比較は統計ソフトに任せるしかなく，自分ではできないと諦める必要はありません．分散分析を行った後，自分で比較したい群を設定して，ボンフェローニ法で有意水準を調整したt検定を行えばよいのです（ただし，比較する群を減らし，本来言いたいことが言えなくなってしまっては本末転倒です）．また前述の通り，有意水準を調整する方法であるため，パラメトリックな方法だけでなくノンパラメトリックな方法でも使えます．つまり，クラスカル・ウォリス検定やフリードマン検定の後に，独自の組み合わせで多重比較を行いたい場合は，順位和検定や符号付順位和検定を行い，組み合わせの数に応じて有意水準を調整すればいいわけです．

　さらにボンフェローニ法を改良したホルム法も同様の使い方が可能であり，より有意差を得られやすくなります（ホルム法は統計解析言語Rの多重比較の関数で，デフォルトの方法として設定されており，一般的な方法と言えます）．ホルム法による有意水準の調整の仕方も決して難しいものではありません．その方法は多くの書籍やインターネット上で紹介されています．本書では初学者を対象としているため紹介はしませんが，興味のある方は調べてみるとよいでしょう．この他にもシェイファー法というホルム法よりもさらに有意差が得られやすい方法もあります．筆者も時折使いますが，必ずしも統計解析パッケージに実装されているわけではないため，自分で調整する必要があります．多重比較法は現在も発展中にあるといえ，以前は使われていた方法でも使用されなくなったりしているものもあります．多重比較についてもっと知りたい方は，初学者には難解

ではありますが「統計的多重比較法の基礎（永田靖, 吉田道弘著, サイエンティスト社）」
を読んでみるといいでしょう.

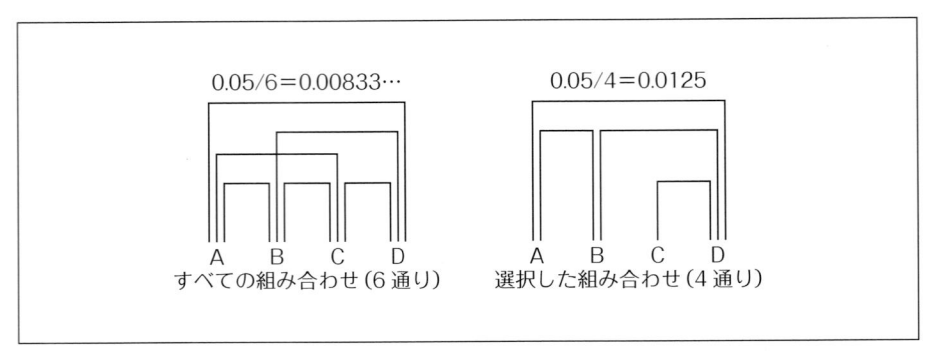

図 5　多重比較したい組み合わせとボンフェローニ法で調整した有意水準の関係

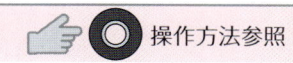

| 例題 1) | 一元配置分散分析を行う |

　介護予防事業を展開している E 市で，年に 1 度，対象者の体力測定を実施しています．その体力測定項目のうちバランス能力について，市職員は F 町と G 町と H 町で歩行時間に違いがあるように感じていました．そこでその効果を検証するために，ある時点での 3 町の対象者それぞれ 25 名の TUG を計測しました．3 町の間で TUG の成績に差があるかどうかを検証してください．

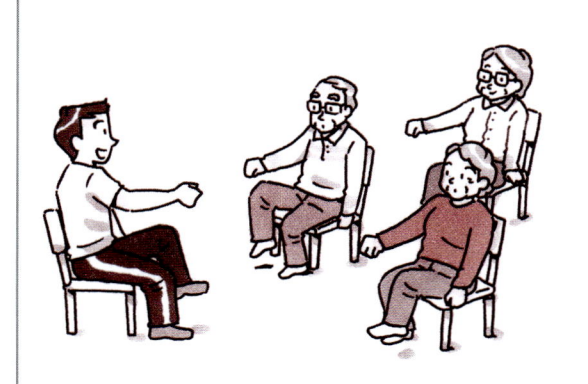

解析用データ 3-1 を使用

TUG 計測結果[秒]

F 町	G 町	H 町
5.9	8.2	6.1
6.7	7.9	6.6
・	・	・
・	・	・
・	・	・
6.2	6.2	10.6
(全 25 名)	(全 25 名)	(全 25 名)

すすめかた　　例題 1 は，要因が介護予防事業を展開している町であり，1 要因ということになります．またそのときの水準数は 3 となります(F・G・H 町)．また各町の対象者 25 名は別々であり，独立しています．よって対応はないということになります．ということで，町の違いによって Timed Up & Go test(TUG)の成績に差が生じるかを検証するためには一元配置分散分析(対応なし)を行うことになります．また水準(群)間に差があるのかも調べたい場合，JSTAT では同時に多重比較を指定することが可能です．

結果のみかた

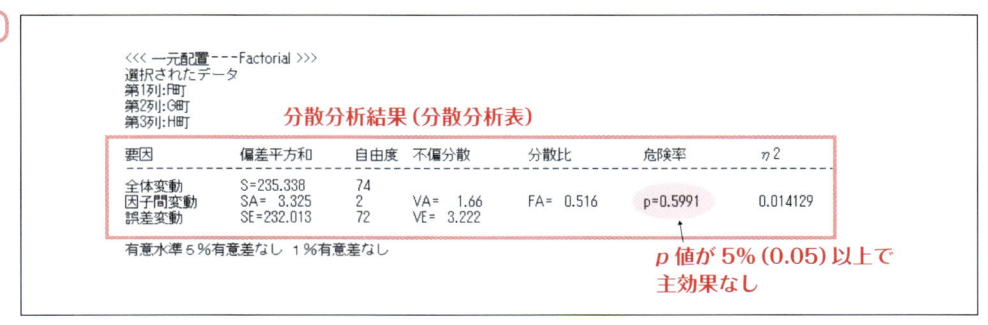

図 6　一元配置分散分析(対応なし)の結果

　JSTAT では分散分析の結果は**図 6** のように出力されます．ちなみに一般的に結果は分散分析表で表されます．p 値は，主効果があるかないかを判断する最も重要な値です．この値が 5% 未満の場合，帰無仮説が棄却され「主効果がある」と判断できます．なお，有意水準は 5% だけでなく，1% として定めることもありますが，特別な理由がない限

り5%とすれば十分でしょう.

今回の場合p値は0.5991であり，5%（0.05）より大きいという結果でした．よって帰無仮説が採択され，主効果はみられないことになります．すなわち，町が違うことでTUGの平均値に差は生じないということになります．p値は**因子間変動**の行に記述されていますが，この因子間変動というのが，水準（群）間の変動であって，各町間の変動ということになります.

<table>
<tr>
<td>**Advance**</td>
<td>分散分析の統計量としては，この因子間変動のほかに**偏差平方和**などもありますが，この偏差平方和はデータの特徴を捉える上で重要な情報です．偏差平方和の因子間変動が大きく誤差変動が小さい場合は，群間のばらつきが大きくなり，群内のばらつきが小さくなります．逆に，偏差平方和の因子間変動が小さく，**誤差変動**が大きければ，群間のばらつきが小さく群内のばらつきが大きくなります．今回の偏差平方和をみると，因子間変動よりも誤差変動の方が大きいため，群間のばらつきが小さく，群内のばらつきが大きいことがわかります．つまり，町ごとのばらつきが小さく，対象者ごとのばらつきが大きいことを示しています.

なお，分散分析表には分散比の値が示されていますが，これはいわゆる統計量 *F* に当たるものです．実は分散分析は統計量 *F* を基とした検定方法であり，この分散比を求め，最終的にp値を導き出していくのです.</td>
</tr>
</table>

図7　多重比較を実施した場合の結果

JSTATで多重比較を実施した場合，結果は**図7**のように出力されます．JSTATでは複数の多重比較法を選ぶことができますが，本書ではすべてボンフェローニ法の結果だけを示しています．他の方法もみかたは同じです．基本的にはp値が5%（0.05）未満であれば，群間に差があるということになります．なお，多重比較は2群間ごとに有意差があるかどうかを教えてくれます．多重比較の結果には第1〜3列までのすべての組み合わせが記述されていますが，ここではこの列が各町に該当します．どの町が何列かは分散分析表の上に記述されています.

今回の多重比較の結果は，どの組み合わせも有意差はみられなかったため，"-"と記載されています．すでに前の項でも述べましたが，分散分析→多重比較という手続きを

取る場合，主効果があった場合にのみ多重比較を実施するというのが一般的です．JSTATでは分散分析に主効果がない場合でも，多重比較の結果をかえすので注意が必要です．ときどき，分散分析では主効果がないのに多重比較では有意差あり，となることがあります．分散分析→多重比較というプロセスで分析を行っているのであれば，主効果がない場合，多重比較の結果は採用しないことをおすすめします．

結果の書き方と図の提示例　得られた結果は以下のように記載し，図を提示すると良いでしょう．

介護予防事業に参加している3町の対象者各25名のTUGの結果を図Zに示す．分散分析の結果，主効果はみられなかった．

 作図方法は付録p.119を参照

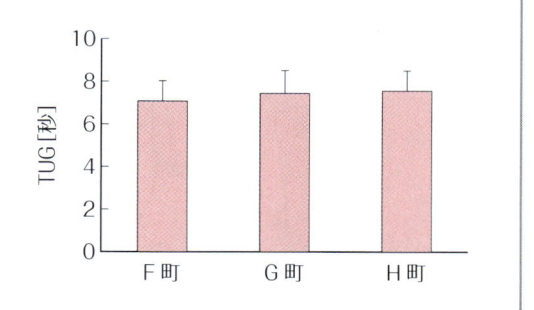

図Z　町の違いによるTUGの比較

例題2)　**一元配置分散分析反復測定を行う**　操作方法参照

　　介護予防事業を展開しているE市F町職員はその事業の効果について検討したいと思っていました．そこでF町の対象者25名のTUGを6ヵ月ごと1年間で3回計測しました．介護予防事業を受けた効果によりTUG成績が改善したかどうかを検討してください．

　解析用データ3-2を使用

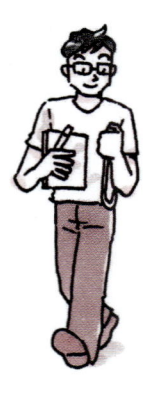 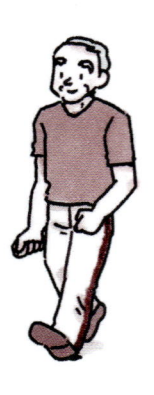

TUG 計測結果[秒]

対象者	開始時	6ヵ月後	1年後
No. 1	8.2	5.9	6.1
・	・	・	・
・	・	・	・
・	・	・	・
・	・	・	・
No. 25	10.6	6.2	6.2

すすめかた　　例題2は，要因が介護予防事業実施の期間であり，1要因ということになります．またそのときの水準数は3となります（初回・6ヵ月後・1年後）．このとき同一対象者のTUGを6ヵ月ごとに計測しているため，水準間には対応があるということになります．すなわち，1要因で対応があるということですので，この場合には一元配置分散分析反復測定法を用います．また水準間に差があるのかも調べたい場合は多重比較を行います（**図8**）．

結果のみかた

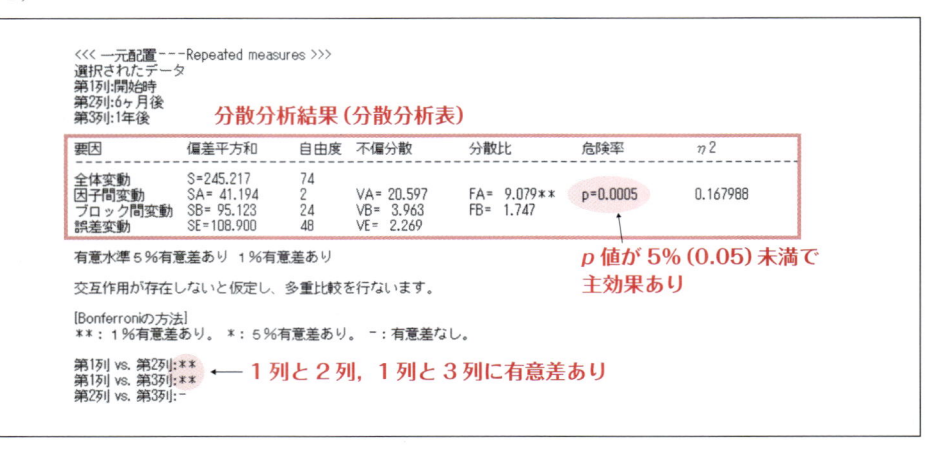

図8　一元配置分散分析反復測定法（対応あり）と多重比較の結果

　例題 1 の一元配置分散分析と基本的なみかたは同じです．p 値が 5% 未満の場合，帰無仮説が棄却され「主効果がある」ということになります．ここでは p 値は 0.0005 であり，5%（0.05）より小さいといえます．よって帰無仮説が棄却されたことになり，主効果があると判断できます．すなわち，介護予防事業を受けた期間の長さの違いで，TUG の平均値に差が生じる，ということができます．

　また，例題 1）にもありましたが，η^2 という値が危険率の隣に出力されています．これは分散説明率と言います．効果量と呼ばれるものの一つで，η^2 から要因（ここでは実施期間）が結果（ここでは TUG）をどれだけ説明しているのかがわかります．p 値は主効果の有無を示してくれるだけであり，その効果の大きさを示すには効果量などで議論が必要です．η^2 は 0.17 となっています．η^2 は 0.14 より大きいと効果量とみなされますので，要因による効果は大きかった，ということが言えます（効果量の詳細は章末の Advance に記載されていますが，主効果に対しその効果がどれだけ大きくて意味がありそうなのかを示してくれるものです．p 値と合わせて報告するとより説得力が増します）．

　例題 1 の分散分析表（図 5）と異なる点として，ブロック間変動というものがあります．これは，被験者間で TUG のばらつきについて記載されている部分です．

　多重比較ですが，これも例題 1 とみかたは変わりません．第 1 列と第 2 列（初回と 6 ヵ月後），第 1 列と第 3 列（初回と 1 年後）にはそれぞれ"＊＊"の印があり，有意差（$p<0.01$）がみられます．第 2 列と第 3 列（6 ヵ月後と 1 年後）の間には有意差はみられていません．

　以上のことを踏まえると，初回よりも 6 ヵ月後・1 年後の方が TUG の平均値は有意に短くなり，6 ヵ月後と 1 年後では差が生じないということがわかったといえます．また，図ですが棒グラフではなく折れ線グラフとなっています．対応なしの場合では，各群間が独立しているということで棒グラフとなっていました．対応ありの場合では個々の変化を追っていることになります．そのため棒グラフではなく折れ線グラフで表しています．ただし，対応ありでは必ず折れ線グラフで表すということではありません．棒グラフのほうがわかりやすいということであれば，棒グラフを使っても良いでしょう．

結果の書き方と図の提示例　　得られた結果は以下のように記載し，図を提示すると良いでしょう．

　介護予防事業の参加者 25 名の開始〜1 年後までの TUG の結果を図 Y に示す．一元配置分散分析の結果，事業実施期間に主効果がみられた．また多重比較の結果，6 ヵ月後・1 年後の TUG は開始時に比べ有意に短縮した．

　☞　作図方法は付録 p. 121 を参照

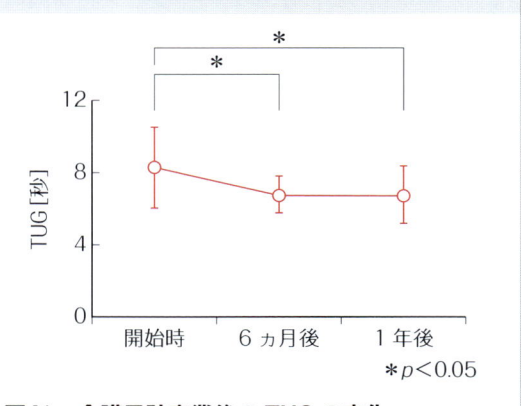

図 Y　介護予防事業後の TUG の変化

例題3) 繰り返しのある二元配置分散分析を行う

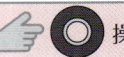 操作方法参照

　介護予防事業を展開しているＥ市の職員は対象者の筋力に関してＦ・Ｇ・Ｈの3町で違いがあると感じていましたが，さらに前期高齢者(74歳以下)と後期高齢者(75歳以上)では体力測定値に違いがあるようにも感じていました．そこでその効果を検証するために，ある時点でのＦ・Ｇ・Ｈ3町の対象者を，前期高齢者，後期高齢者ごとにそれぞれ25名の握力を計測しました．握力計測結果から3町の間に差があるかどうか，また，高齢者世代間に差があるかどうかを検証してください．

解析用データ3-3を使用

握力計測の結果[kg]

	Ｆ町	Ｇ町	Ｈ町
前期高齢者	23.5 ・ ・ ・ 22.9 (全25名)	33.3 ・ ・ ・ 28.3 (全25名)	29.3 ・ ・ ・ 23.9 (全25名)
後期高齢者	18.4 ・ ・ ・ 19.7 (全25名)	19.4 ・ ・ ・ 16.6 (全25名)	18.2 ・ ・ ・ 18.1 (全25名)

25名を繰り返しとっている

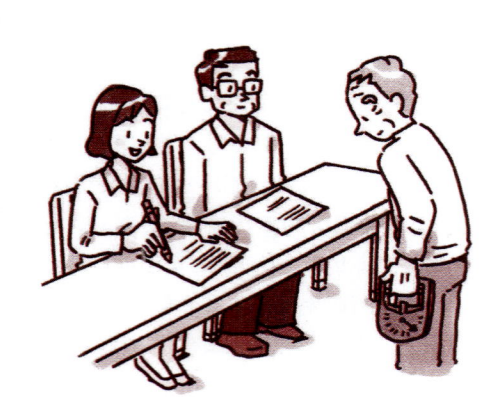

すすめかた　　例題3は，介護予防事業を展開している町と高齢者の世代が要因，すなわち2要因ということになります．また水準数は前者が3，後者が2ということになります(介護予防事業を展開している町は3町，高齢者は前後期で2世代)．

　なお，各町の対象者25名はそれぞれ別人であり，前期高齢者と後期高齢者もそれぞれ別人です．よって2つの要因とも独立した群で構成されており，対応はないということになります．また，各要因の各水準(例：Ｆ町の後期高齢者)には，それぞれ25名分の握力の結果が存在しています．これは，1条件について25名を繰り返し計測しているとみなすことができます．こういった場合，分散分析では「繰り返しがある」と呼び，**繰り返しのある分散分析**が適用されます．したがって例題3は繰り返しのある二元配置分散分析を行うことになります．繰り返しのある分散分析があるということは，繰り返しのない分散分析もあるということになりますが，繰り返しのない場合，要因の各水準には1データのみということになります．リハビリテーションの領域ではもっぱら繰り返しのある二元配置分散分析が用いられ，繰り返しのない方法はあまり使うことのない分析手法といえるでしょう．なお，今回はすべての群(6群)で25名ずつデータをとっていますが，必ずしも同数である必要はありません．

結果のみかた

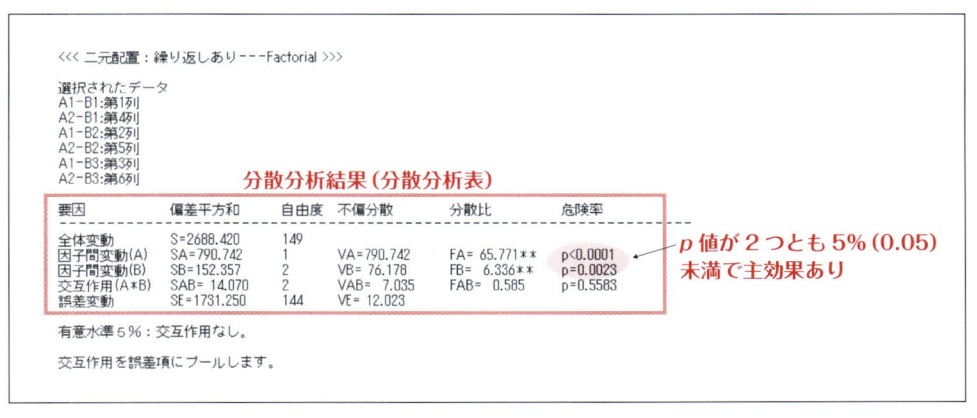

図9　繰り返しのある二元配置分散分析（対応なし）の結果

　*p*値で，主効果の有無を確認するという方法は例題1，2と変わりません．しかし2要因であって主効果も2つあるため，因子間変動（A）と因子間変動（B）の各*p*値をみる必要があります（**図9**）．なお，ここでは因子間変動（A）は世代別の高齢者，因子間変動（B）は介護予防事業を展開している町となります．また，A1，A2はそれぞれ前期高齢者と後期高齢者，B1，B2，B3はそれぞれF町，G町，H町となっています．

　因子間変動（A），（B）とも*p*値が5%（0.05）未満であり，主効果があると判断できます．すなわち，介護予防事業を展開している町によって握力の平均値には差があり，前期・後期の世代別によっても平均値に差があるということになります．

　このほかに，交互作用についても分散分析表に記述があり，*p*値も示されています．今回は*p*=0.5583で有意差がないという結果であり，交互作用はないといえます．

　さらに，細かく要因と水準（群）を分けて比較したい場合，一方の要因を水準ごとに分けて多重比較を行うこともあります．例えば，データを高齢者世代で分けて一元配置分散分析の形にして町ごとの多重比較を行ったり，町ごとに前期高齢者と後期高齢者の2群の比較を行ったりします．

結果の書き方と図の提示例　得られた結果は以下のように記載し，図を提示すると良いでしょう．

　介護予防事業に参加している3町の前期・後期の世代別高齢者各25名の結果を図Xに示す．繰り返しのある二元配置分散分析の結果，事業実施町と高齢者世代ともに主効果がみられた．また交互作用はみられなかった．

 作図方法は付録p.123を参照

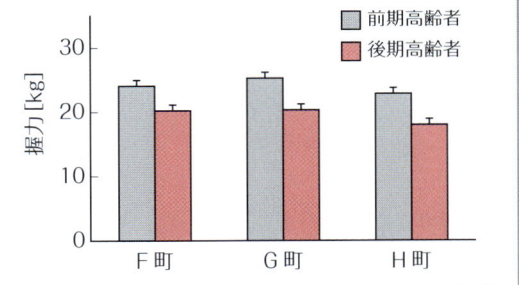

図X　町の違いと高齢者世代の違いによる握力の比較

例題4）	繰り返しのある二元配置分散分析反復測定を行う	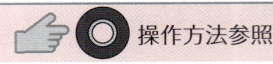 操作方法参照

　下記のデータは O 市における筋力向上プログラム参加者の膝伸展筋力の結果です．中年群と高齢群に交互作用があるかどうかを示してください．

 解析用データ 3-4 を使用

膝伸展筋力の結果[N]

		開始当初	1ヵ月後	3ヵ月後
中年群		800	800	900
		・	・	・
		・	**対応あり**	・
		・	・	・
		400	500	500
		（全25名）	（全25名）	（全25名）
高齢群		900	800	800
		・	・	・
		・	・	・
		600	600	500
		（全25名）	（全25名）	（全25名）

25名を繰り返しとっている

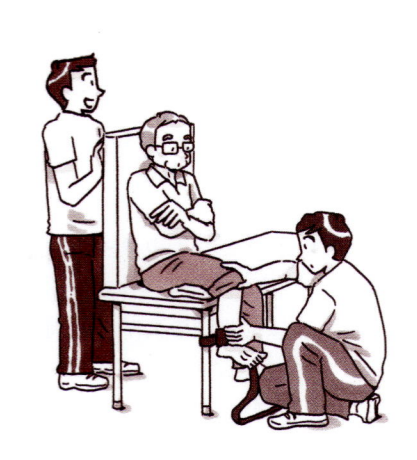

すすめかた　　例題4は，筋力向上プログラム実施期間，世代別の参加者が要因であり，2要因ということになります．また水準数は前者が3，後者が2ということになります．

　プログラム実施期間中の評価結果については，中高年とも同一人物の結果が1ヵ月ごとに記述されています．つまり対応があるということになります．この場合には例題2と同様に反復測定法を採用するということになります．また，各要因水準（例：高齢群の開始当初）には，それぞれ25名分のデータが存在しています．これも例題3同様に各要因の各水準において繰り返しデータをとっているとみなせます．ということで例題4では繰り返しのある二元配置分散分析反復測定法を行うということになります．なお，JSTAT では2要因で対応ありのデータがある場合，多重比較は行ってくれませんので注意が必要です．群間での差の比較を行いたい場合は，一方の要因を水準ごとに分け，多重比較を行う方法が考えられます．例題4でいえば，中年群の3ヵ月の変化と高齢群の3ヵ月の変化にデータを分割し，各世代別に実施期間のどの部分に差があるのかを調べることは可能です．

結果のみかた　　因子間変動（A），因子間変動（B）はそれぞれ世代別の参加者，筋力向上プログラム実施期間による握力の変動を示しています．また A1，A2 は中年群，高齢群で，B1，B2，B3 は筋力向上プログラム開始当初，1ヵ月後，3ヵ月後となっています．因子間変動の p 値をみると，因子間変動（B）のプログラム実施期間に主効果がみられています．

　交互作用ですが，p 値は $p < 0.0001$ となっており，交互作用があるということになり

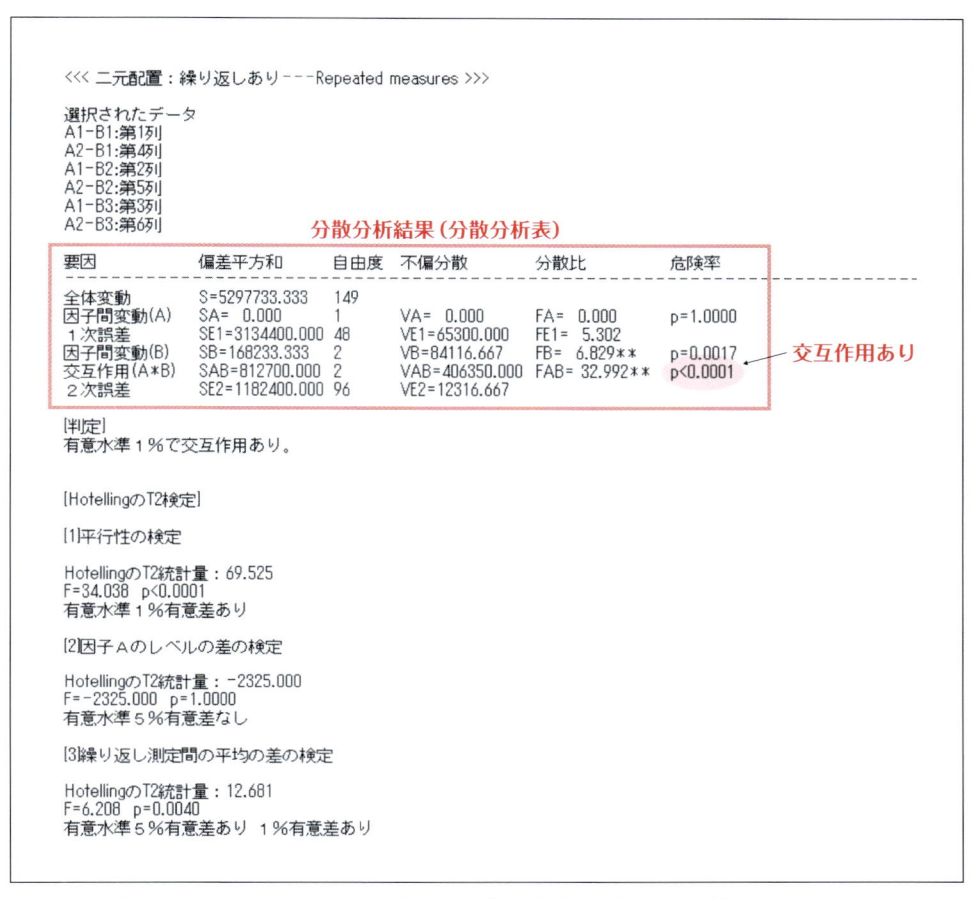

図10　繰り返しのある二元配置分散分析反復測定法（対応あり）の結果

ます（**図10**）．前述のとおり交互作用が確認されると，主効果があったとしても単純に要因ごとにひとまとまりとして効果を説明できません．

　前頁で説明したとおり，さらに下位検定を行っていくことで，結果の構造をより深く知ることができます．説明した方法は一方の要因を水準ごとに分け，一元配置分散分析を行う方法でしたが，JSTATでは下位検定として2群の多変量データの解析で用いられる Hotelling（ホテリング）の T^2 検定を行っています．

　ただし，片方の要因が2水準のときのみ適用され，使用が限定されていますのでここでは紹介しません（また多重比較ですが，JSTAT では2要因で反復測定データ（対応ありのデータ）を含むときにはこれを実施してくれませんので注意が必要です）．

　実際に事後検定として，一元配置分散分析をやってみます．まず，**図11**をみてみます．そうすると高齢者の世代別で，プログラム実施期間にともなう筋力の変化が交差しており，これが交互作用の原因であることが伺えます．ということで，高齢者の世代を分割してプログラム実施期間を要因とした一元配置分散分析反復測定法を実施してみることにします．すなわち中年群25名を対象とした一元配置分散分析反復測定法，高齢群を対象とした一元配置分散分析反復測定法を実施します．

　その結果，どちらの群でも主効果があることがわかりました．つまり世代の違いによってプログラム実施期間への影響が異なることがわかりました．

Advance

交互作用にともなう事後検定について

　今回は交互作用がみられた後の事後検定として，一方の要因を水準ごとに分割して他方の要因による一元配置分散分析を行いました．もっと厳密に，どことどこに差があって交互作用がでているのかを知りたい場合は，すべての要因と水準をばらばらにしてしまい，総当たりで比較をすることがあります．このような方法を交互作用対比の検定といいます．

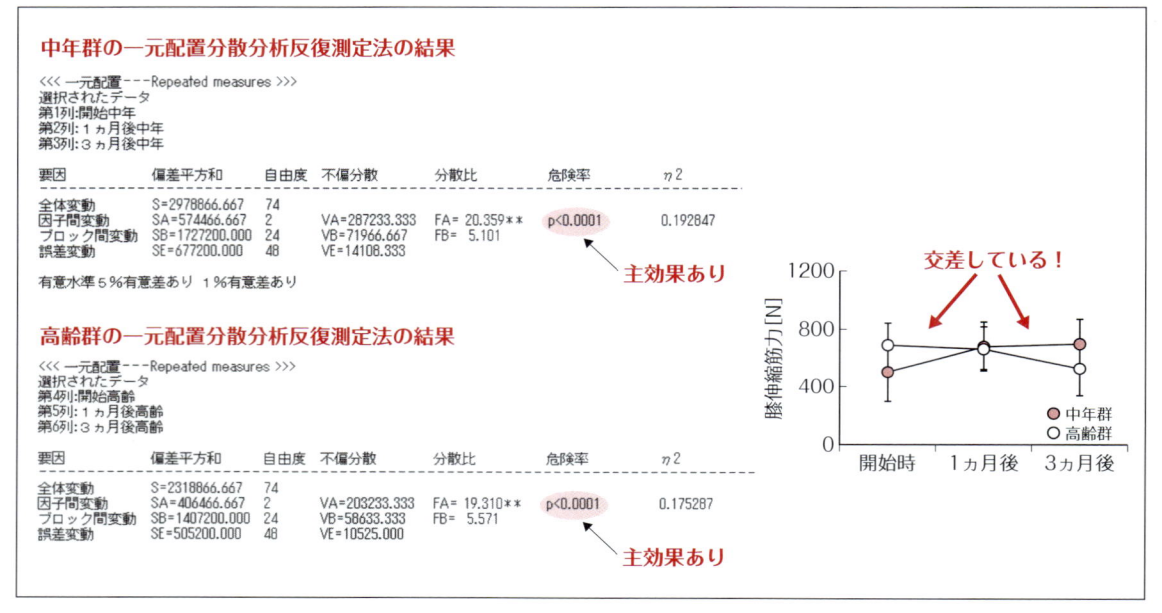

図11　一元配置分散分析反復測定法の結果

結果の書き方と図の提示例　得られた結果は以下のように記載し，図を提示すると良いでしょう．

　筋力向上プログラムに参加している中年群・高齢群のプログラム実施期間ごとの筋力の結果を図Wに示す．繰り返しのある二元配置分散分析反復測定法の結果，交互作用がみられた．実施期間を要因とする単純主効果の検定を世代ごとに実施した結果，両方の世代で主効果が確認され，世代ごとにプログラム実施による影響が異なることが示された．

　作図方法は付録 p.125 を参照

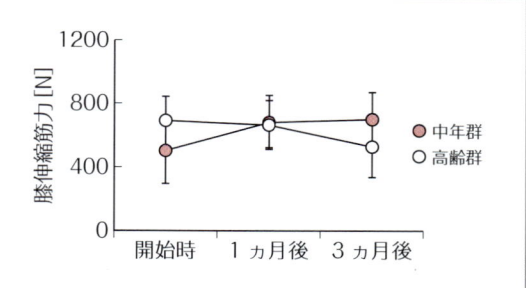

図W　世代とプログラム実施期間の違いによる筋力の比較

Advance

効果量：データ数に依存しない説得力

　例えば，p.42 の例題 2 の対応のある t 検定を実施してみると，**図 12** の結果が得られます．測統計学上の有意かどうかを判断する危険率（p 値，p.34 参照）の右に，「Cohen's d」と「効果量 r」という数値が算出されています．これはいったい何なのでしょうか．これは，どちらも**効果量**（effect size，**エフェクトサイズ**）と呼ばれるもので，介入や実験条件の効果や，変数の間の関係の強さを表す指標です．本書で統計解析を勉強し始めた方は，「また新しい専門用語が出てきた」と思われるかもしれません．でも，この効果量，実は，第 3 章で述べた有意水準や p 値の弱点を補ってくれる（時にはとても）強力な説得力を持つツールなのです．

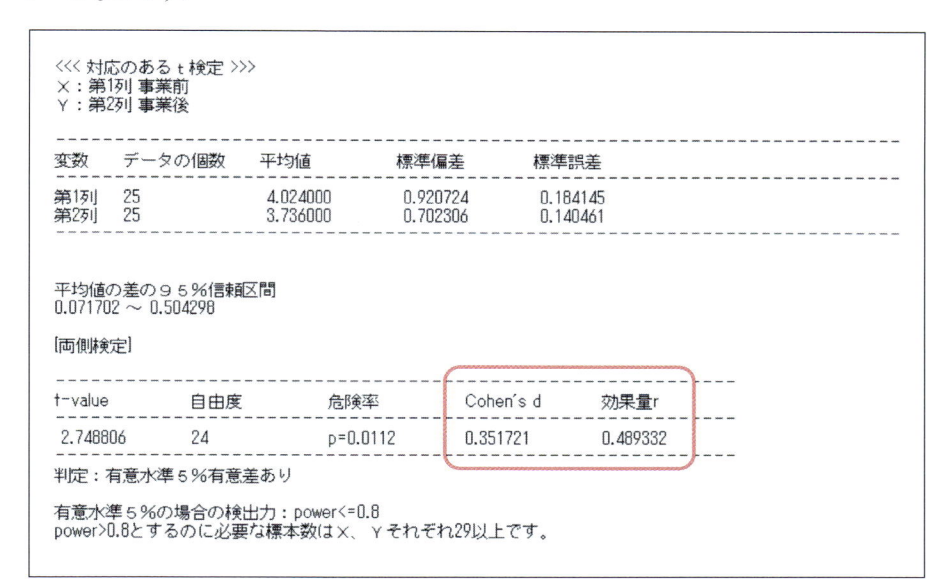

図 12　対応のある t 検定結果（再掲）

　p.48 でも説明したように，得られた結果が有意かどうかを判断する p 値による検定は，主に次の弱点を持っています．

1) データ数が多ければ多いほど，有意と判断されやすくなる．

　　本当は有意ではないのに，有意と判断してしまう第 1 種の過誤（p.48 参照）が大きくなる．

2) p 値の大きさが有意の強さを示しているわけではない．

　　p 値を用いる検定は，p 値が有意水準を上回るかどうか，つまり有意か有意ではないかの 2 つに 1 つを判断する二元論のため，偶然の要素が入る確率が高いものと偶然の要素が入る確率が十分に低いものを分別したり，その程度を示すことはできない．

　　こうした p 値による検定に比べて効果量は，次のような強みを持っています．

1) データ数に依存しない．

表2　検定手法別の代表的な効果量とその目安

	効果量	効果量の目安		
		小さい(small)	中くらい(medium)	大きい(large)
t検定	d	0.20	0.50	0.80
	r	0.10	0.30	0.50
一元配置分散分析	η^2	0.01	0.06	0.14

2) 介入や実験条件の効果，変数間の関係の強さを段階的に表すことができる．

3) 測定単位に頼らない指標のため，単位が異なる変数を用いた研究の効果を比較することができる．

　このため，自然科学，社会科学に関係なく多くの研究領域で使用されている『Publication Manual of the American Psychological Association 6th edition』(日本語版『APA論文作成マニュアル　第2版』)には，推測統計の報告にはこの効果量を含むことが明記されています．

　では，具体的な例を使って効果量を説明していきましょう．p.42の例題2ではコーエンのd(Cohen's d)が0.35，rが0.49と算出されています(**図12**)．この結果を，各効果量の目安(**表2**)に照らし合わせてみると，コーエンのdは小さい(small)から中くらい(medium)，rは中くらい(medium)から大きい(large)の効果量であることがわかります．p値は0.01ですから，1年間の介護予防事業で5m歩行速度が有意に変化して(速くなっている)と考察できます．しかし，得られた効果量から，介護予防事業の歩行能力に対する効果は，さほど大きいとは言えません．このように，効果量を用いることで，研究対象の介入の効果の有無だけではなく，その大きさについて考察できるようになるのです．

　JSTATでは，こうしたt検定以外にも，一元配置分散分析でη^2(イータ2乗)という効果量が自動計算されます．p.57の例題1「一元配置分散分析」で実施してみると**図13**の結果が得られるので，**表2**の目安に沿って考察することができます．

　また、コーエンのd、r、η^2以外にも、またt検定、一元配置分散分析以外にもそれぞれの効果量があります．詳細は参考文献をご参照ください．

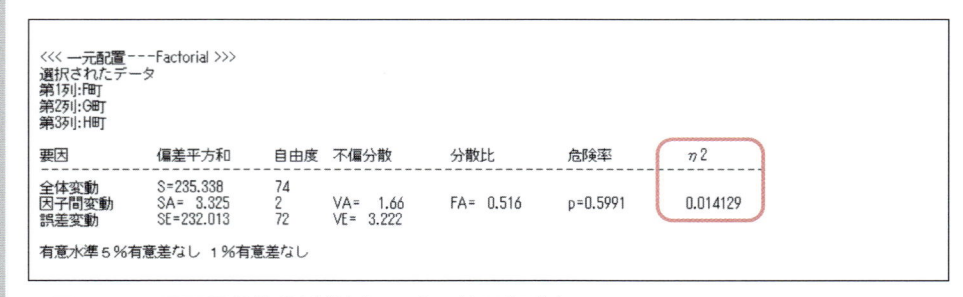

図13　一元配置分散分析(対応なし)の結果(再掲)

　残念ながら，現在の国内のリハビリテーション研究で，効果量を用いて考察しているものは少なく，まだまだp値のみでの議論が主流です．効果量は『APA論文作成マニュアル　第2版』のように国際的にスタンダードな書籍にも明記されていますし(論文作成

の基準に明記されているにもかかわらず，多くの論文は効果量抜きで議論してしまっている，とも言えます），医師の論文では効果量を用いた考察が主流です．国内のリハビリテーション研究の質の向上という観点からも，JSTAT が自動的に計算してくれる効果量を利用するべきではないでしょうか．

参考文献

大久保街亜，岡田謙介：伝えるための心理統計—効果量・信頼区間・検定力．勁草書房，2012
アメリカ心理学会(著)，前田樹海，江藤裕之，田中建彦(訳)：APA 論文作成マニュアル，第 2 版．医学書院，2011
水本篤，竹内理：研究論文における効果量の報告のために—基本的概念と注意点—．英語教育研究 31：57-66，2008

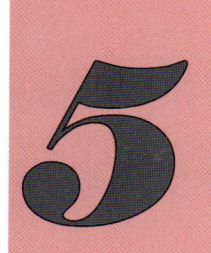

5 ノンパラメトリック検定

Key Words
- マン・ホイットニーの U 検定　● ウィルコクスンの符合付順位検定
- クラスカル・ウォリス検定　● フリードマン検定　● カイ2乗検定
- フィッシャーの直接確率法

1. ノンパラメトリック検定とは？

ノンパラメトリック検定とは，何かと何かを「比べる」研究の際に選択する検定方法の1つです．本章では，このノンパラメトリック検定について詳しく説明します．

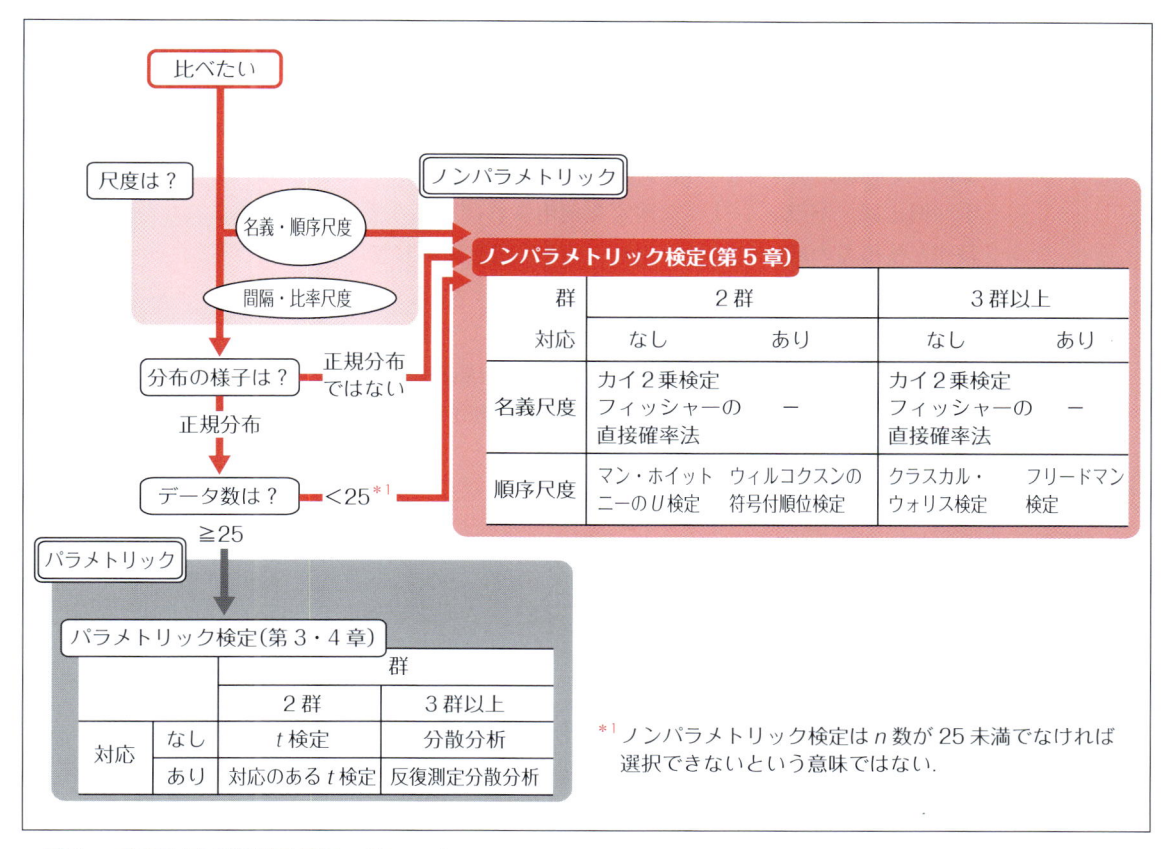

図1　検定方法の選択のフローチャート

　フローチャート(**図 1**)をみてみると，パラメトリック検定を選択するには，尺度は間隔尺度か比率尺度でなければなりませんし，データの数がおおむね 25 以上でなければなりません．さらに，母集団の分布が正規分布を仮定していなければいけないことがわかります．

　対してノンパラメトリック検定は，尺度や母集団の分布，データ数についての制限はありません(**表 1**)．この点で，ノンパラメトリック検定は「懐の深い」検定といえます．しかし，このように尺度や分布やデータ数に関する制限の少ないノンパラメトリック検定ですが，パラメトリック検定にかなわないことがあります．

表 1　検定方法選択のための判断基準

	パラメトリック検定	ノンパラメトリック検定
尺度	比率尺度 間隔尺度	不問
母集団の分布の様子	正規分布	不問
データ数	25 以上(目安)	少なくても良い

　パラメトリック検定に比べてノンパラメトリック検定の方が，その数学的な理由から一般的には有意差が出にくいという特性があるのです．このことを**検出力が低い**といいます．つまり，パラメトリック検定で有意差が認められた研究データであっても，ノンパラメトリック検定を用いると有意差が認められない可能性がある，ということです．また，パラメトリック検定を使用する条件がそろっているのにノンパラメトリック検定を使用した際，ノンパラメトリック検定を使用した理由や根拠を問われることもあります．例えば，パラメトリック検定を使用すれば有意な差が認められるにもかかわらず，わざと検出力の低いノンパラメトリック検定を使用して，有意な差が認められないという考察を導くこともできるのです．以上のことから，尺度，分布，データ数という条件がそろえば，パラメトリック検定を使用することをおすすめします．

　このノンパラメトリック検定には複数の種類があります．しかしそれらもパラメトリック検定と同様，尺度と群の数，対応の有無を検討することで検定方法が選択できるのです(**表 2**)．

表 2　ノンパラメトリック検定

群	2 群		3 群以上	
対応	なし	あり	なし	あり
名義尺度	カイ 2 乗検定 フィッシャーの直接確率法	―	カイ 2 乗検定 フィッシャーの直接確率法	―
順序尺度	マン・ホイットニーの U 検定	ウィルコクスンの符合付順位検定	クラスカル・ウォリス検定	フリードマン検定

2. 順序尺度の検定

　順序尺度の場合，対応のない2群間のデータを比べるときには**マン・ホイットニー(Mann-Whitney)の U 検定**(Mann-Whitney 検定，U 検定ともいいます)を，対応のある2群間を比べるときには**ウィルコクスン(Wilcoxon)の符号付順位検定**を選択します．3群以上の群間で差を検定したい場合は，データに対応がなければ**クラスカル・ウォリス(Kruskal-Wallis)検定**を，対応があれば**フリードマン(Friedman)検定**を選択します．JSTAT では，この4種類の検定すべてが可能です．この3群以上の群間の検定は，パラメトリック検定でいえば一元配置分散分析に該当します(第4章参照)．しかし，パラメトリック検定の二元配置分散分析に該当するノンパラメトリック検定は，残念ながらありません．もし名義尺度や順序尺度といったカテゴリー変数を取扱う場合，二元配置分散分析のように複数の「要因(p.51)」を設定してしまうような研究デザインとしないような注意が必要です．

　そして検討するデータが名義尺度の場合は，**カイ2乗(χ^2)検定**，あるいは**フィッシャー(Fisher)の直接確率法**というものを選択します．名義尺度の検定は，データが順序尺度や間隔・比率尺度の場合と違ってデータの大小を比べるものではありません．このため，データのまとめ方や群の考え方が他の検定に比べて少し変わってきます．詳しくは p.82 で述べます．

| 例題 1) | マン・ホイットニーの *U* 検定を行う |  操作方法参照 |

A 病院精神科に入院経験のあるうつ病患者について，作業療法による介入があった群と介入がなかった群で，入院期間に違いがあるのか，検討することとしました．対象は，入院経験が 1 回で，現在外来にてフォローアップ中のうつ病患者で，各群とも 12 名とし，以下のようなデータを得ました．適切な検定方法を用いて検討してください．

解析用データ 4-1 を使用

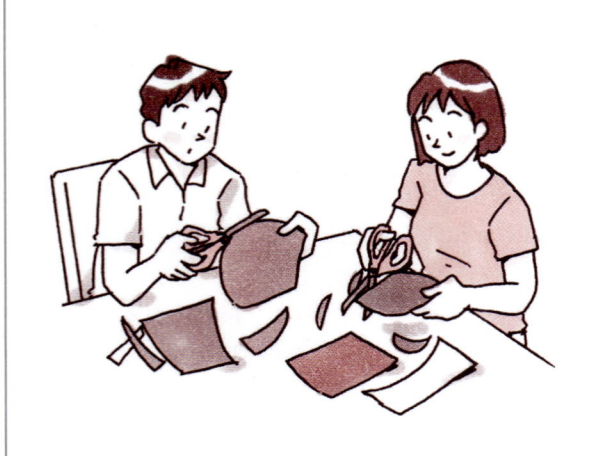

入院日数

介入群	非介入群
72	79
68	87
73	79
71	82
67	80
30	71
76	181
70	86
72	60
90	83
9	81
75	84

すすめかた　　例題 1 のデータは日数ですから，その尺度は比率尺度です．尺度だけで判断すれば，選択するのはパラメトリック検定になります．しかし，比率尺度でもデータ数が 25 に満たない場合はノンパラメトリック検定を選択します（**図 1**）．

　　また，この例ではありませんが，データ数が 25 以上でもデータが正規分布していなければ，ノンパラメトリック検定を用いる必要があります．また，外れ値を含んでいるとデータが正規分布しなくなることがあります．この場合，外れ値を除去すればパラメトリック検定を用いることができる場合がありますが，臨床データでは収集できるデータ数が限られてしまうため，外れ値と思われるデータを含めて解析を行うこともあると思います．このようなときはノンパラメトリック検定を用いる必要があります．

結果のみかた　　JSTAT を用いてマン・ホイットニーの *U* 検定を行うと，**図 2** のような結果が表示されます．

```
<<< Mann-WhitneyのU検定 >>>
X：第1列 介入群
Y：第2列 非介入群

U1-Value= 25.5
U2-Value= 118.5
W-Value= 103.5
同順位補正後の危険率：p=0.0072

[判定]
両側検定：有意水準１％有意差あり    1%未満で有意差あり.

有意水準５％の場合の検出力：power<=0.8
power>0.8とするのに必要な標本数はX、Yの合計24以上です。    検出力を確認する.
```

図2　マン・ホイットニーの U 検定の結果

　今回の結果では赤枠で囲ったように「有意水準1%有意差あり」と表示されているので，作業療法介入の有無によってうつ病患者の入院日数には差があることになります.

　また検出力については，

power＞0.8 とするのに必要な標本数は X，Y の合計 24 以上です.

と表示されています. これはデータ数が 24 以上ないと，有意差があるのに「有意差なし」と判定されてしまう場合（**第 2 種の過誤，第 2 種の誤り**といいます. p.48 参照）があることを示しています. 有意差が認められなかった場合，十分な検出力が得られるまでデータ数を増やしてから，再度検定をやり直すと良いでしょう.

結果の書き方と図の提示例　得られた結果は以下のように記載し，図を提示すると良いでしょう.

　12 名のうつ病患者に対して作業療法による介入があった群とコントロール群（介入がなかった群）の入院期間を比較した結果を図 Z に示す. コントロール群と比較して作業療法による介入群では入院期間が有意に短縮した.

 作図方法は付録 p.130 を参照

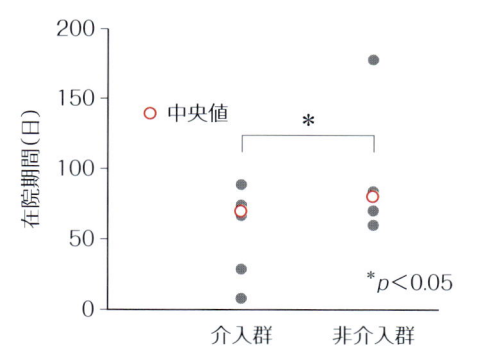

図 Z　介入群と非介入群における在院期間の比較

　例題 1 はデータ数が少ないため，ドットプロットでデータを表示していますが，データ数が十分にある場合は箱ひげ図を用いてデータを表示します（第 2 章参照）. ただし，図 Z のように外れ値がある場合，ドットプロットは箱ひげ図よりもその位置関係を明確に示すことができます.

　また，ドットプロットを使用する場合は，代表値である中央値は他のプロットと形や色を別にして表示しておくとわかりやすくなります.

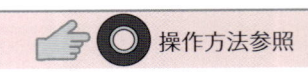

| 例題 2) | **ウィルコクスンの符号付順位検定を行う** | 操作方法参照 |

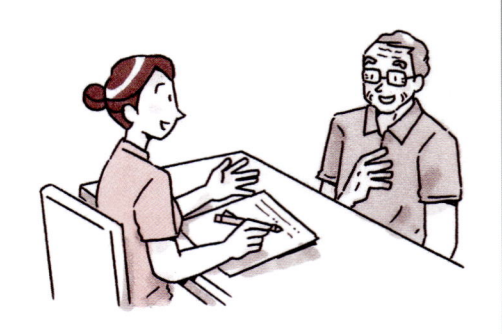

　ある介護老人保健施設の入所者のリハビリテーションによる認知症の症状改善の効果を検討することとしました．認知症と診断されている 12 名を対象に 1 ヵ月間リハビリテーションを行い，認知機能評価に MMSE（mini mental state examination）を用い，介入前と介入後を比較しました．適切な検定方法を用いて効果を検討してください．

👉 解析用データ 4-2 を使用

すすめかた　今回用いるデータは順序尺度の MMSE を介入前後で比較しているため，対応のあるノンパラメトリック検定であるウィルコクスンの符号付順位検定を行います．

結果のみかた　JSTAT を用いてウィルコクスンの符号付順位検定を行うと，**図3**のような結果が表示されます．

```
<<< Wilcoxonの符号付順位検定 >>>
X:第1列 介入前
Y:第2列 介入後

U-Value :  3.0
Tied Z-Value : 2.5388
同順位補正後の危険率 : p=0.0111    データ数が少ないときに補正を行う
標本数が少ないため、上記の危険率を用いず正確な確率を計算します。
危険率 : p=0.0098
両側検定：有意水準1％有意差あり
効果量r=0.732896
有意水準5％の場合の検出力：power>0.8
```

図3　ウィルコクスンの符合付順位検定の結果

　　　標本数が少ないため，上記の危険率を用いず正確な確率を計算します．

と表示された後に

　　　危険率：p=0.0098

という数値が示されています．JSTAT ではデータ数が少ないときに p 値の補正を行うので，この数値を実質的な値として採用しましょう．

　今回の結果では赤枠で囲ったように「有意水準1％有意差あり」と表示されているので，介入後に MMSE による評価が有意に高くなったことを示しています．検出力については特にメッセージが表示されていないので，十分な検出力の下で検定が行われたことを示しています．

結果の書き方と図の提示例 得られた結果は以下のように記載し，図を提示すると良いでしょう．

12 名の認知症高齢者に対する 1 ヵ月間のリハビリテーション前後の MMSE の結果を図 Y（あるいは X）に示す．リハビリテーション実施後は実施前に比べて MMSE が有意に向上した．

👉 作図方法は付録 p. 126，128 を参照

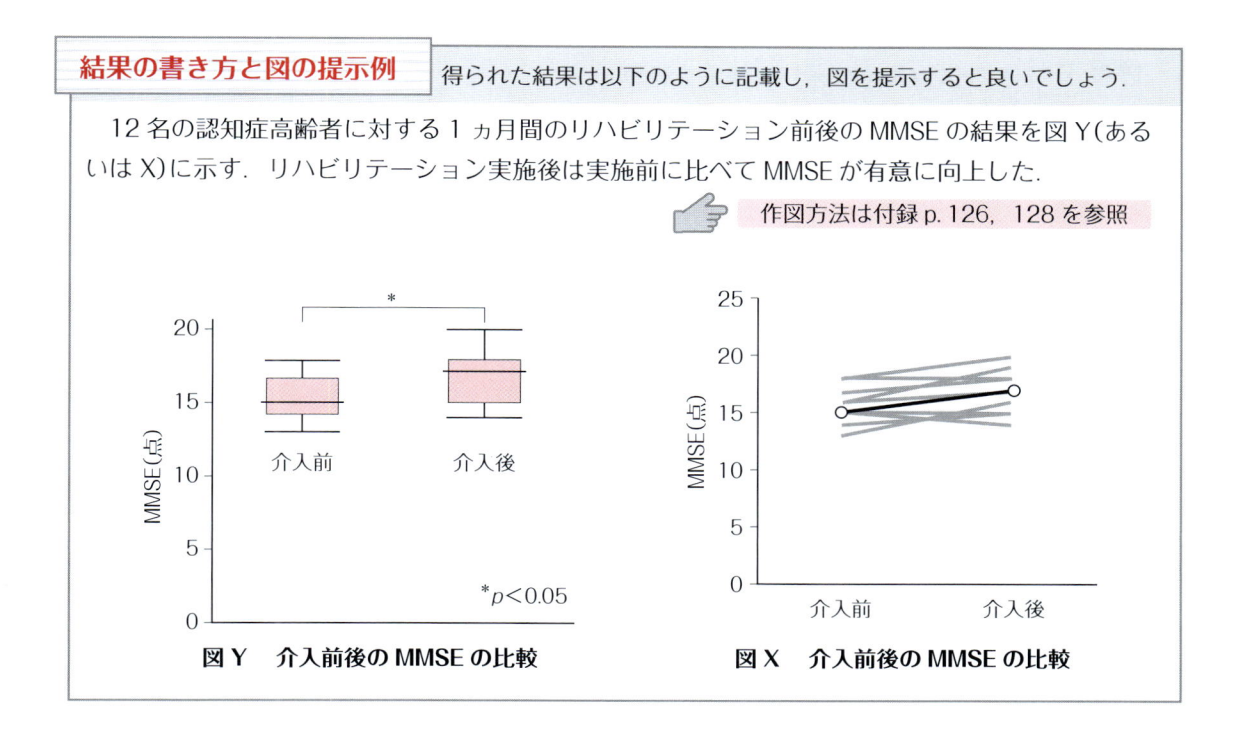

対応のあるデータの場合，図 X のように線グラフを用いると対応するデータの条件間の変化様態がわかりやすくなります．ただし，データ数が多い場合は，逆にわかりづらくなってしまうので，データ数がある程度限られている場合におすすめする表示方法です．

例題3)　クラスカル・ウォリス検定を行う

 操作方法参照

　ある病院の褥瘡発生患者を対象に，種類の異なる3つの体圧分散型マットレス(A, B, C)を用い，治療開始から褥瘡治癒までの日数を比較検討しました．対象はNPUAP分類(※)でステージⅢの患者とし，各マットレスとも12名ずつ使用することとしました．マットレスの違いにより治療期間に差があるかどうかを適切な検定方法を用いて検討してください．

解析用データ4-3を使用

※米国褥瘡諮問委員会(National Pressure Ulcer Advisory Panel：NPUAP)のステージ分類

治療期間

A	B	C
45	48	181
12	41	44
35	55	54
32	53	53
31	40	45
36	52	40
34	39	47
42	36	51
29	38	53
40	46	51
33	42	48
37	49	53

すすめかた　　例題3も例題1同様，扱っているデータの尺度は比率尺度です．ですが，データ数が25未満のためノンパラメトリック検定を選択します．また，今回は異なる3群の患者に対してそれぞれのマットレスを治療に用いているため，データ間に対応がありません．よって，例題3の場合はクラスカル・ウォリス検定を用います．

　　また，これまで述べてきたように，データが外れ値を含み，正規分布していないときにもノンパラメトリック検定を用いる必要があります．

結果のみかた　　JSTATを用いてクラスカル・ウォリス検定を行うと**図4**のような結果が表示されます．

```
<<< Kruskal-Wallis検定 >>>
選択されたデータ
第1列:A
第2列:B
第3列:C

H=19.250903
同順位補正後のp<0.0001
有意水準1％有意差あり

[多重比較---Tukeyの方法]
**：1％有意差あり。　*：5％有意差あり。　－：有意差なし。

第1列 vs. 第2列：*
第1列 vs. 第3列：**
第2列 vs. 第3列：－

[多重比較---Scheffeの方法]
**：1％有意差あり。　*：5％有意差あり。　－：有意差なし。

第1列 vs. 第2列：*
第1列 vs. 第3列：**
第2列 vs. 第3列：－
```

図4　クラスカル・ウォリス検定の結果

　ここで「有意水準1%有意差あり」と表示されているので，体圧分散型マットレス A, B, C の間で治療開始から褥瘡治癒までの日数に差があることがわかります．しかしこの結果のみでは，パラメトリック検定の分散分析と同様(p.51)，A, B, C のどこかに有意差があるのですが，どのマットレス間で差があるのかがわかりません．3種のマットレス間のどこに有意差があるのかについては，事後検定として行った多重比較検定の結果をみます．多重比較検定のテューキー法とシェッフェ法(※)のいずれも，第1列と第2列の間で「＊：5%有意差あり」，第1列と第3列の間で「＊：1%有意差あり」となっているので，マットレス A と B の間で5%，A と C の間で1%水準で有意差があることがわかります．

※テューキー法とシェッフェ法は，本来パラメトリック検定の分散分析の多重比較検定ですが，JSTAT ではノンパラメトリック検定のクラスカル・ウォリス検定やフリードマン検定の多重比較検定としても設定されています．JSTAT では，ノンパラメトリック検定の多重比較検定としてのテューキー法とシェッフェ法は，ノンパラメトリック検定用に補正されたものですので，使用しても問題はありません．

結果の書き方と図の提示例
得られた結果は以下のように記載し，図を提示すると良いでしょう．

　3種類の体圧分散型マットレスを用いた場合のそれぞれの褥瘡治癒までの日数を図 W に示す．マットレス A はマットレス B・C に比べて，褥瘡治癒までの日数が有意に短縮した．

作図方法は付録 p.130 を参照

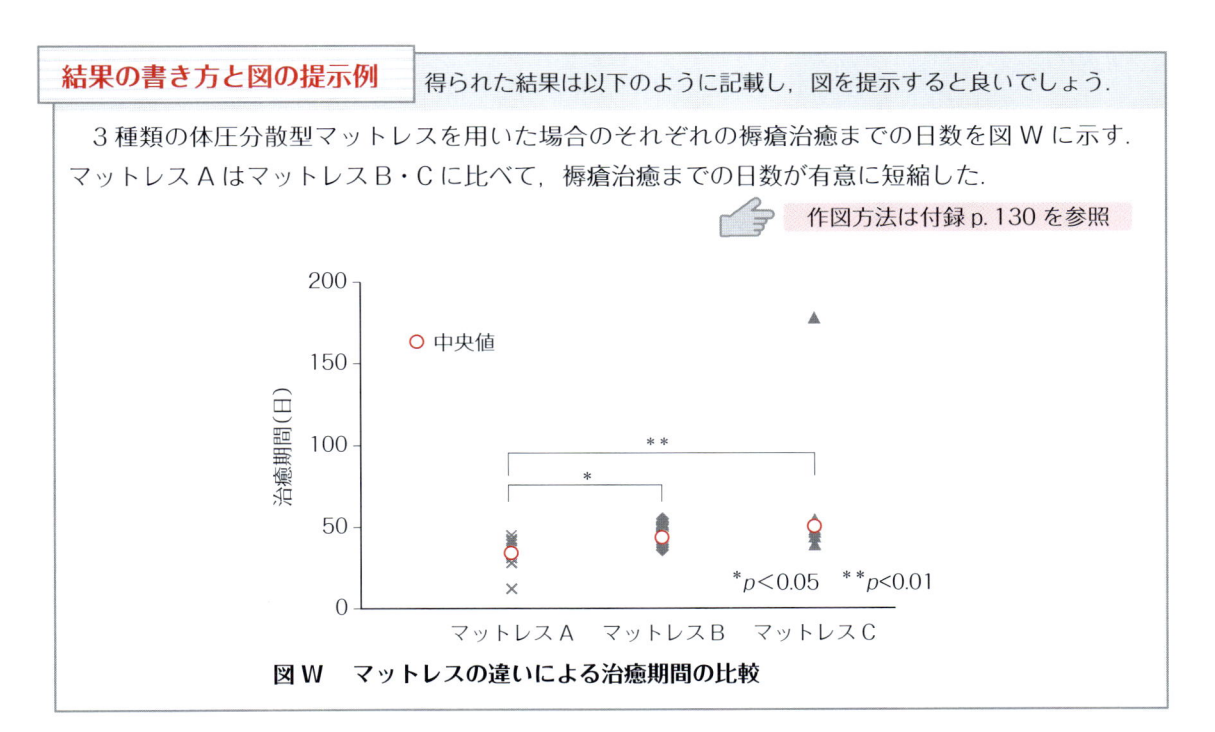

図 W　マットレスの違いによる治癒期間の比較

　例題3はデータ数が少ないため，ドットプロットでデータを表示していますが，データ数が十分にある場合は箱ひげ図を用いてデータを表示します(第2章参照)．

　また，ドットプロットを使用する場合は，代表値である中央値は他のプロットと形や色を別にして表示しておくとわかりやすくなります．ドットプロットは図 W のように外れ値がある場合，箱ひげ図よりもその位置関係を明確に示すことができます．

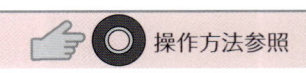

例題 4)　**フリードマン検定を行う**　　操作方法参照

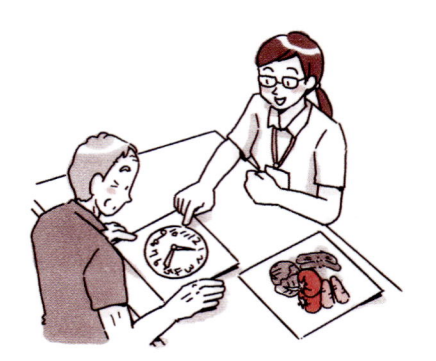

　半側空間無視に対するリハビリテーションの効果を検討することとしました．対象は，脳卒中発症1ヵ月以内の半側空間無視の診断を受けた患者12名としました．また半側空間無視の評価にはBIT（行動性無視検査：通常検査）を用いました．BITによる評価はリハビリテーション開始前，4週間後，8週間後にそれぞれ実施しました．適切な検定方法を用いて，リハビリテーションの効果を検討してください．

解析用データ 4-4 を使用

すすめかた　　JSTATを用いて**フリードマン検定**を行います．BIT（行動性無視検査：通常検査）は順序尺度のため，ノンパラメトリックな手法を用いる必要があります．またBITによる評価を同一の対象者に対して開始前，4週間後，8週間後でそれぞれ行っているので，データ間には対応があります．よってデータに対応のある3群以上のノンパラメトリック検定であるフリードマン検定を用いる必要があります．

結果のみかた　　JSTATを用いてフリードマン検定を行うと**図5**のような結果が表示されます．

```
<<< Friedman検定 >>>
選択されたデータ
第1列:実験開始前
第2列:4週間後
第3列:8週間後

統計量（カイ2乗）: 24.000000
同順位補正後のp<0.0001
有意水準1%有意差あり

[多重比較---Tukeyの方法]
**: 1%有意差あり。　*: 5%有意差あり。　-: 有意差なし。

第1列 vs. 第2列: *
第1列 vs. 第3列: **
第2列 vs. 第3列: *

[多重比較---Scheffeの方法]
**: 1%有意差あり。　*: 5%有意差あり。　-: 有意差なし。

第1列 vs. 第2列: *
第1列 vs. 第3列: **
第2列 vs. 第3列: *
```

図5　フリードマン検定の結果

　ここで「有意水準1%有意差あり」と表示されているので，開始前，4週間後，8週間後の間でBITの結果に差があることがわかります．この結果のみでは，分散分析やクラスカル・ウォリス検定と同様，いずれの期の間で差があるのかがわからないため，事後検定として行った多重比較検定の結果をみます．

　　多重比較検定のテューキー法とシェッフェ法いずれも，第1列と第2列の間，第2列と第3列の間で「＊：5％有意差あり」，第1列と第3列の間で「＊：1％有意差あり」となっているので，開始前と4週間後，4週間後と8週間後で5％，開始前と8週間後の間で1％水準で有意差があることがわかります．

結果の書き方と図の提示例　得られた結果は以下のように記載し，図を提示すると良いでしょう．

　　半側空間無視患者11名の，リハビリテーション開始前，4週間後，8週間後のそれぞれのBITの結果を図V（あるいはU）に示した．

　　リハビリテーション開始前に比べて4週間後はBITが有意に高値を示した．さらに，リハビリテーション開始8週間後は，開始前，4週間後に比べて同値が有意に高値となった．

　　作図方法は付録p.127，128を参照

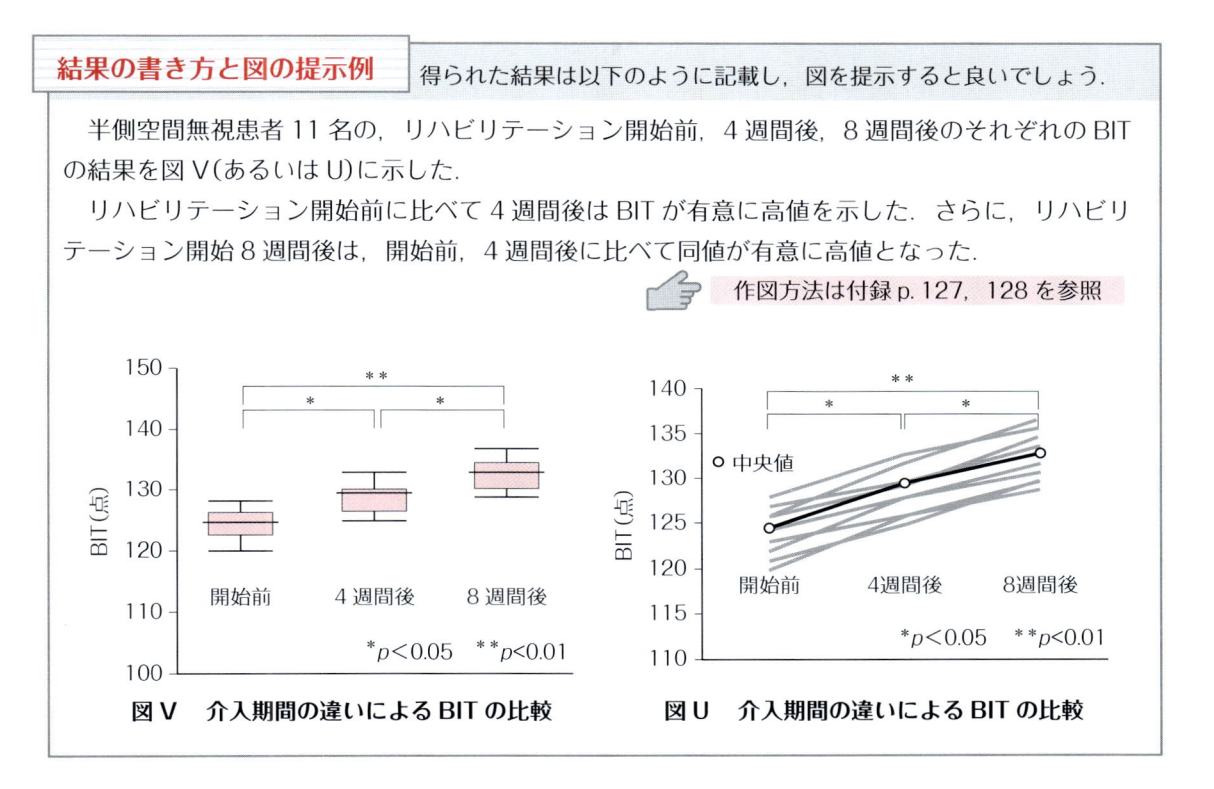

図V　介入期間の違いによるBITの比較

図U　介入期間の違いによるBITの比較

　　対応のあるデータの場合，図Uのように折れ線グラフを用いると対応するデータの条件間の変化様態がわかりやすくなります．ただし，データ数が多い場合は，逆にわかりづらくなってしまうので，データ数がある程度限られている場合におすすめする表示方法です．

3. 名義尺度の検定：カイ2乗検定，フィッシャーの直接確率法

　これまでの例から，順序尺度のデータや，データ数が少なく正規分布していないと思われるデータを「比べたい」ときにノンパラメトリック検定を選択することは，ご理解いただけたと思います．同様に，ノンパラメトリック検定を選択するもう1つの尺度である名義尺度を「比べる」こともできます．この名義尺度を「比べる」とはどういうことでしょうか？　例えば，男と女を「比べて」有意差がある，と言われてもピンと来ないかもしれません．しかし，理学療法の効果に関するデータを次のように考えた場合はどうでしょうか？

　例えば，20名の片麻痺患者に理学療法を実施し，その前後でブルンストローム・リカバリー・ステージ（Brunnstrom recovery stage：BRS）を測定したところ，20名中18名が改善し，残りの2名は改善しなかったとします．このとき，この理学療法を実施したことでBRSが改善する人数と改善しない人数に偏りがあるかどうか（少し専門的な表現を使えば，観測度数の比率に関して群間に差があるかどうか）を検討したい場合が，名義尺度を「比べる」ということになります．

　JSTAT では3種類の名義尺度の検定が用意されています．この3種類の検定の使い分けの手順を**図6**に示しました．この手順に沿って，以下に名義尺度の検定を解説していきます．

　まず最初に検討すべきは要因の数です．「**要因**（factor，因子ともいいます）」とは，「実験計画で実験者が系統的に設定する実験条件」のことです．先ほどの理学療法の例の要因は，改善する・しないという「理学療法の効果」が該当します．ここで一見，「改善あり」「改善なし」という2つの要因があると思われがちなので，注意が必要です．「改善あり」「改善なし」は要因である理学療法の効果の中の「**水準**（level）」と呼ばれます．例題6の継ぎ足歩行の例では，継ぎ足歩行時間と将来の転倒の2つが要因，23.5秒未満・以上が理学療法効果の中の水準，転倒の有無がもう一方の要因の中の水準となります．名義尺度の検定では，この要因数が1つの場合はカイ2乗（χ^2）検定の「**適合度の検定**」といわれるものを，そして要因数が2つの場合はカイ2乗検定の「**独立性の検定**」あるいは「フィッシャーの直接確率法」という方法を使用します．

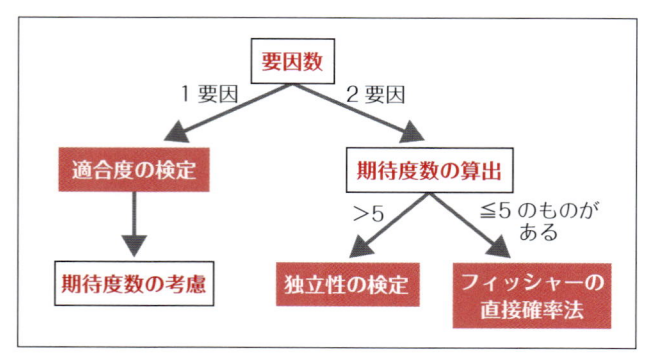

図6　名義尺度の検定の使い分けの手順

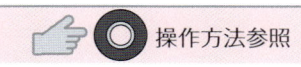

| 例題5) | **カイ2乗検定の「適合度の検定」を行う** | 操作方法参照 |

　20名の片麻痺患者に理学療法を実施し，その前後でブルンストローム・リカバリー・ステージ（BRS）を測定したところ，20名中18名が改善し，残りの2名は改善しませんでした．改善あり・なしの人数に差があるか検討してください．

 解析用データ4-5を使用

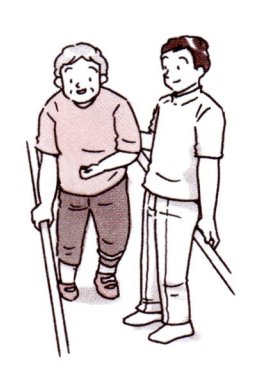

改善あり	改善なし
18名	2名

■ 要因が1つの場合：適合度の検定

すすめかた　カイ2乗検定の「適合度の検定」とは，**観測度数**（observed number，実際に測定・観察されたデータ数，出現度数，出現値・観察度数・実測度数ともいいます）が予測どおりのものかどうかを判定する方法です．出現度数に対して，この予測したデータ数（その条件について確率論的に期待できる出現数）を**期待度数**（expected number，期待個数，理論度数，予測度数，期待値）といいます．今回の20名の片麻痺患者に理学療法を実施した例では，理学療法として期待した介入効果がなければ，改善ありと改善なしのデータ数はいずれも10名となるだろうと予想されます．この10名というのが期待度数になります．「改善あり」「改善なし」がそれぞれ18名と2名という結果が，10名と10名から偶然に偏ったよりも確率的に偏っていることで有意と判定するものが適合度の検定です．ですので適合度の検定では，この期待度数の設定が必要となります．

　このため，適合度の検定の場合，JSTATへの入力方法も今までとちょっと変わってきます．上記囲み枠左下の表や解析用データでは，2群のデータは2列にまたがって1行に配置されています．ですが，JSTATへの入力は**図7**のように，2群のデータを2行にまたがって第1列に配置します．さらに，上記のように期待度数を設定する必要があるため，第2列目に期待度数を配置します．

結果のみかた　JSTATのカイ2乗検定の「適合度の検定」を行うと，**図8**のような結果が表示されます．カイ2乗検定の結果のみかたは単純です．判定では「有意水準5%仮説を棄却　1%仮説を棄却」となっています．これは，「改善あり」「改善なし」がそれぞれ18名と2名という結果が，10名と10名から偶然に偏った確率が5%と1%未満となったため，有意と判定したことを示しています．

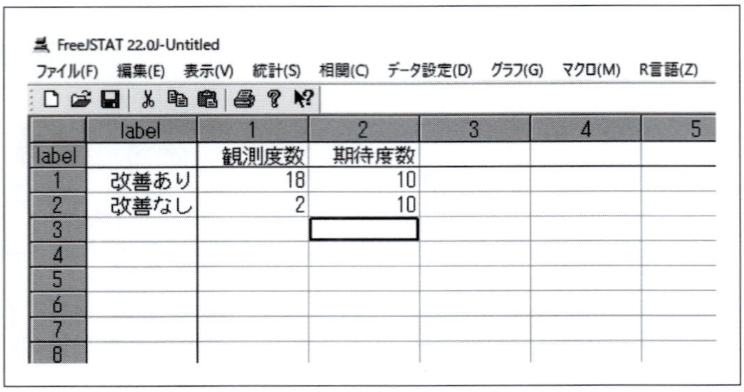

図７　カイ２乗検定のデータ入力方法

```
<<< 適合度検定 >>>
X （観測度数）  ：第1列 観測度数
Y （期待度数）  ：第2列 期待度数

自由度  カイ２乗値        危険率
-----------------------------------------------
1        12.800000**      p=0.0003

仮説：想定した確率モデルは正しい。

判定：有意水準５%仮説を棄却　１%仮説を棄却
```

図８　カイ２乗検定の「適合度の検定」の結果

結果の書き方と提示例

得られた結果は以下のように記載すると良いでしょう.

【統計学的検討方法】

理学療法の効果がなければ，改善の有無は均等になると仮定して(※ 1)，カイ２乗適合度検定により検討し，有意水準は 5%未満とした.

【結果】

理学療法を行い，BRS の改善が認められなかった者は２名(10.0%)であったのに対し，改善を認めた者は 18 名(90%)と有意に多かった($\chi^2=12.8$，$df=1$，$p<0.01$)(※ 2, 3).

※１　このように統計学的検討方法に期待度数を明記する場合もあります.
※２　χ^2 値や自由度(df)を記載せず，($p<0.01$)のように p 値のみを記載してもかまいません.
※３　データとして p. 83 の分割表を掲載する場合もあります.

Advance

自由度（*df*：degree of freedom）

　自由度とは，データのばらつきや偏りを推定する際に，「その予測に有効に使える，自由な値を取り得るデータの数」と定義できます．この説明でもなかなか理解することは難しい，非常に数学的な概念ですので，その意味を考えずに，計算式の一部としてそのまま算入しても特に問題はありません（ちなみに個人的には，ほとんどこのスタンスです）．

　ここでは，自由度の数学的な意味を知りたいという人向けに少しだけ解説を加えます．

　例えば，平均が4となるような3つの数字の組み合わせを考えてみます．まず，最初に「3」という数字を選んだとします．残りの数字は2つありますが，この2つの数字の組み合わせは無限に考えられます．でも，次に2つ目の数字として「5」を選んだとすると，3つ目の数字は，自動的に「4」と決まってしまいます．つまり，平均が4となるような3つの数字を選ぶ場合，「自由な値を取り得るデータの数」は2つとなります．多くの場合，自由度＝データ数（n）－1と計算するのは，このルールに従っているからです．

　ここで重要なことは，「平均が4となるような…」という部分です．これが決まっていなければ，3つの数字の組み合わせは無限に考えることができるようになってしまいます．これを数学的に解釈すると，得られたデータから何らかのパラメータを推定する（例では平均が4になると推定する）場合，自由な値を取り得るデータの数が1つ減る（「自由度を1つ失う」といいます）ことになります．例えばp.43（第3章図9）の例では，対応する25対のデータのうち，「自由な値を取り得るデータの数」は，25－1＝24となります．また，1群25名ずつの3群間のデータを比較しているp.57（第4章例題1）の一元配置分散分析の例でも，「全体変動」という全データにおける自由度は25×3－1＝74となりますし，「因子間変動」という水準（群のこと）における自由度は3－1＝2となります．

　ではなぜデータのばらつきや偏りを推定する際に自由度を使用するのでしょうか．データのばらつきや偏りを表現するには一般的に分散を用います．分散を推定する際には，その分散の計算式の中にある平均値をまず推定しなければなりません．この平均値を推定するという過程で，自由な値を取りうるデータの数が1つ減ってしまい，その計算には自由度が使用されるのです．

操作方法参照

例題6)　カイ2乗検定の「独立性の検定」を行う

　100名の地域在住高齢者に対して5mの継ぎ足歩行に要した時間を測定したところ，23.5秒以上かかった人は63名，23.5秒未満だった人は37名でした．そして，その100名を1年間追跡調査し，その後の転倒の有無に関して表のような結果が得られました．

　5m継ぎ足歩行の速度の違いで，その後の転倒発生に差があるかどうかを検討してください．

　解析用データ4-6を使用

		継ぎ足歩行		計
		≧23.5秒	<23.5秒	
転倒	あり	57	7	64
	なし	6	30	36
計		63	37	100

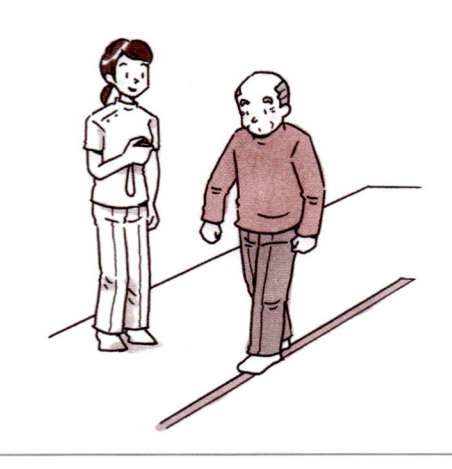

■ 要因が2つの場合：独立性の検定，フィッシャーの直接確率法

すすめかた

　2つないし，それ以上のカテゴリー変数の間の関連性を調べる場合，まずデータの特性を知るために分割表（クロス表，クロス集計表）と呼ばれるものを作成します．例題6では，継ぎ足歩行テストの結果（23.5秒以上か未満）と転倒の有無という2つのカテゴリー変数の間の発生人数を調べています．ですので，上記囲み枠右にあるような分割表を作成します．分割表は「（行の数）×（列の数）分割表（あるいはクロス集計表）」という呼び方をします．例題6では「2×2分割表」となります．

　検討すべきデータが名義尺度で，要因数が2つの場合，適合度の検定ではなく同じくカイ2乗検定の「独立性の検定」あるいは「フィッシャーの直接確率法」という方法を使用します．いずれの検定も，適合度の検定と同様に，要因別に分類された観測度数が期待度数から偏っているかどうかを判定する方法です．

　しかしこれらの2つの検定を使い分けるためには，まず期待度数を算出する必要性があります．今n名の被験者に対して，**表3**のような結果が得られたとき，aからdの各欄の期待度数はそれぞれ次の式で求められます．

表3　分割表

		B		計
		B_1	B_2	
A	A_1	a	b	$a+b$
	A_2	c	d	$c+d$
計		$a+c$	$b+d$	n

期待度数

$$a\,欄の期待度数 = \frac{\{(a+c) \times (a+b)\}}{n} \qquad b\,欄の期待度数 = \frac{\{(b+d) \times (a+b)\}}{n}$$

$$c\,欄の期待度数 = \frac{\{(a+c) \times (c+d)\}}{n} \qquad d\,欄の期待度数 = \frac{\{(b+d) \times (c+d)\}}{n}$$

先ほどの継ぎ足歩行の例では，それぞれの欄の期待度数は，

$$a\,欄 = \frac{(63 \times 64)}{100} = 40.3 \qquad b\,欄 = \frac{(37 \times 64)}{100} = 23.7$$

$$c\,欄 = \frac{(63 \times 36)}{100} = 22.7 \qquad d\,欄 = \frac{(37 \times 36)}{100} = 13.3$$

と求められます．

　この期待度数がすべて 5 より大きい場合は**カイ 2 乗検定の「独立性の検定」**を使用し，期待度数が 5 以下の欄がある場合は，**フィッシャーの直接確率法**を使用します．カイ 2 乗検定は期待度数が小さい欄がある場合に使用されると，その結果の正確性が低くなってしまうという数学的な特性を持っています．そのカイ 2 乗検定の欠点を補う手法がこのフィッシャーの直接確率法です．今回の例では，すべての期待度数が 5 より大きいため，カイ 2 乗検定の「独立性の検定」を選択します．また，この例では 2 群間を検討していますが，継ぎ足歩行の時間の分け方を，20 秒未満，20～23 秒，23 秒以上とすれば 3 群間でも検討することができます．

　先ほどの継ぎ足歩行の例では，分割表の各期待度数が 5 よりも大きかったため，カイ 2 乗検定を選択しましたが，期待度数が 5 より小さい欄がある場合は「フィッシャーの直接確率法」を選択します．

　例えば，100 名（女性 71 名，男性 29 名）の地域在住高齢者に対して CS-30（30 秒椅子立ち上がりテスト）を実施し，立ち上がり回数 20 回以上と 20 回未満で分けたとき，**表 4**の結果が得られたとします．

表 4　分割表

		性別		計
		男性	女性	
CS-30 回数（回）	<20	6	10	16
	≧20	23	61	84
計		29	71	100

　例題 6 と同様，分割表の各欄の期待度数を算出してみると，今回の CS-30 の例では，

$$a\,欄 = \frac{(29 \times 16)}{100} = 4.6 \qquad b\,欄 = \frac{(71 \times 16)}{100} = 11.4$$

$$c\,欄 = \frac{(29 \times 84)}{100} = 24.4 \qquad d\,欄 = \frac{(71 \times 84)}{100} = 59.6$$

と求められます．男性で CS-30<20 回の場合の期待度数が 5 以下となったため，この例ではフィッシャーの直接確率計算法を使用します．

　　JSTATの操作手順は基本的に同じですが，このときは統計⇒フィッシャーの直接確率法(2×2)を選択します.
　　またJSTATでは，カイ2乗検定の「独立性の検定」は，2列以上×2行以上のデータ(「1×m分割表」ともいいます)の検定が可能ですが，フィッシャーの直接確率法に関しては2列×2行(2×2分割表)のデータの場合しか検定ができません.

結果のみかた　　JSTATを用いてカイ2乗検定の「独立性の検定」を行うと，**図9**のような結果が表示されます.

```
<<< カイ2乗検定 >>>
選択されたセル範囲：C1R1-C2R2

自由度　T-Value　　　　　　危険率
-----------------------------------------
1　　　　51.804483＊＊　　p=0.0000
1　　　　48.745248＊＊　　p<0.0001　　　　Yatesの補正後

仮説：列方向の因子と行方向の因子は独立である.

判定：有意水準5％仮説を棄却　1％仮説を棄却
```

図9　カイ2乗検定の「独立性の検定」の結果

　　JSTATを用いてカイ2乗検定の「独立性の検定」を行うと，適合度検定と同じように結果が表示されます.「判定：有意水準5％仮説を棄却　1％仮説を棄却」となっています.これは，観測度数の配置が期待度数の配置から有意に偏っている，つまり初期の継ぎ足歩行の時間がその後の転倒確率に有意に関連していることを示しています.

結果の書き方と表の提示例　得られた結果は以下のように記載し，分割表を提示すると良いでしょう.

　　5m継ぎ足歩行時間が23.5秒以上の者で，その後1年間の転倒経験者は57名，転倒未経験者は6名であった.対して同時間が23.5秒未満の者で転倒経験者，転倒未経験者はそれぞれ7名と30名であった.カイ2乗検定の「独立性の検定」の結果，有意な偏りが認められた(χ^2=7.54, df=1, $p<0.01$)(※)

		継ぎ足歩行		計
		≧23.5秒	<23.5秒	
転倒	あり	57	7	64
	なし	6	30	36
計		63	37	100

※　χ^2値や自由度(df, p.85参照)を記載せず，($p<0.01$)のようにp値のみを記載してもかまいません.

　　作成した分割表の行，列の数字を入れ替えて(JSTATに入力して)も検定の結果は変わりません(ぜひ試してみてください).ですが，カイ2乗検定の分割表を作成するにはルールがあります.それは，因果関係がある，あるいは推察される2つの変数の分割表

では，原因を列，結果を行に記載するというものです．例題 6 では，継ぎ足歩行テストの結果で 2 群に分けて考えた場合，その後の転倒結果に差が出るのではないかと考えています．つまり，継ぎ足歩行時間という原因と，将来の転倒という結果との因果関係を想定しています．このため，原因に当たる継ぎ足歩行時間を列，結果に当たる転倒経験を行に配置した分割表を作成しています．

また，2 つの変数の間に因果関係が想定される場合，**オッズ比**という指標で考えることができます．オッズ比とは，ある結果が生じる比率と，その結果が生じない比率の比のことをいい，**表 3** の分割表ならば

$$オッズ比 = \frac{a \times d}{b \times c}$$

で求められます．

例題 6 では，

$$オッズ比 = \frac{57 \times 30}{7 \times 6} = 40.7$$

と求められます．つまり，継ぎ足歩行テストが 23.5 秒以上の人は 23.5 秒未満の人よりも 40.7 倍転倒しやすいということが言えるようになります．

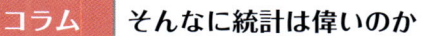

| コラム | **そんなに統計は偉いのか** |

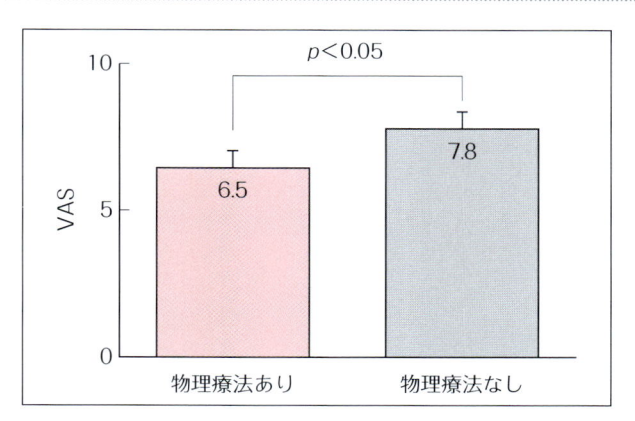

図 10　物理療法による痛みの程度

これは世界理学療法連盟（World Confederation for Physical Therapy：WCPT）のスペイン・バルセロナ学会（2003 年）で，筆者が実際に目の当たりにした話です．筆者が聴講していた物理療法のセッションで，ある国の発表者が，ある物理療法による疼痛軽減効果を報告していました．

図 10 で示したように，物理療法を実施した場合と実施しなかった場合で，VAS（visual analog scale）で測定した疼痛レベルがそれぞれ平均値で 6.5 と 7.8 となったというような内容を報告していました．統計解析によっても，両群間で有意差が認められたため，こ

の物理療法は疼痛軽減効果を有している，というのがその報告の主旨でした．

その報告者のプレゼンテーションが終わり，質疑応答の時間になったとき，聴講していた1人の理学療法士が次のような質問をしました．

「この研究の2群間の平均値の差は1.3ですが，VASで1.3の差は被験者や患者にとって疼痛の違いが実感できる差でしょうか？」

確かに，VASで1〜2レベルで変化したからといって，その対象者の疼痛が実感を伴って明らかに変化したかどうかは，疑問の残るところです．その発表者も，上記の質問には的確に答えることはできずにいたのを記憶しています．

ここに統計解析，特に検定の限界があります．つまり，統計学的に有意差が認められたからといって，その差が臨床現場で有効と判断される差とは限らないのです．この臨床現場で有効と判断される違いは**臨床的に意義のある最小変化量**(minimal clinical important difference：**MCID**)といわれ，近年研究が進んでいます(※)．第1章で，統計は違いや関係性を客観的に判断するツールの1つと説明しましたが，完璧なツールではない，ということを念頭に置いておくことも重要です．

※下井俊典：評価の絶対信頼性，理学療法科学 **26**(3)：451-461，2011

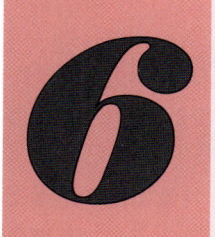

6 相関と回帰

Key Words
● 相関分析 ● 回帰分析 ● 相関係数 ● 回帰係数

1. 相関と回帰

> 2つの変数間の関係をみたいとき　　　　　　　　➡相関分析
> 片方の変数からもう一方の変数を予測したいとき　➡回帰分析

　　相関と回帰はよく混同されることがありますが，実際には異なるものです．**相関分析**とは，2つの変数xとyがあったとき，それらには関係があるのかを調べるものです（**図1 a**）．

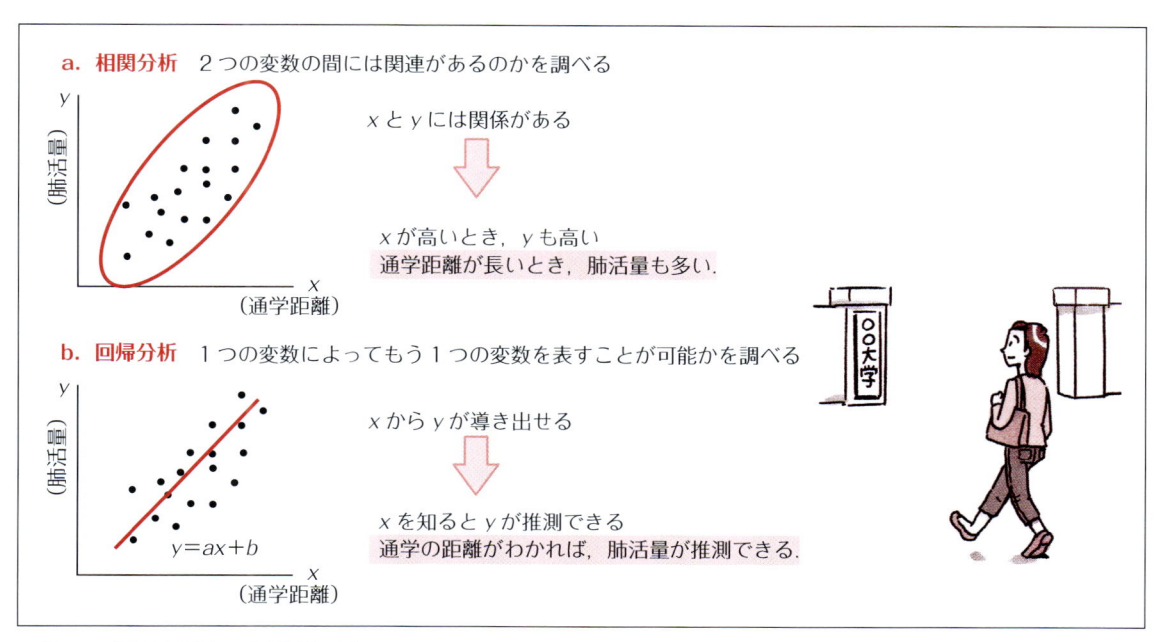

図1　相関分析と回帰分析の違い

　1つの変数 x で変数 y を予測したい場合に用いられるのが**回帰分析**（単回帰分析）です．この方法では変数 x と変数 y をそれぞれ横軸，縦軸にプロットし，2変数の間に直線（回帰直線）を引き，その直線の一次方程式を求めていきます（**図1b**）．

　もう少し具体的な例を挙げて考えてみましょう．A大学の学生を対象に通学距離と肺活量を調べ，2つの間に関連性があるのかを調べたいとします．このときには相関分析を用います（**図1a**）．また通学距離から肺活量の推定値を得たいという場合は回帰分析を用いるということになります（**図1b**）．

2. 相　関

> 相関係数（r）で相関の強さをみる．

　相関分析では相関係数を算出します．パラメトリックな方法で算出された相関係数は r で表され，2つの変数間における関係性の強さを表す重要な値となります．相関係数 r は1から -1 までの値をとります．

■ 相関係数

　相関係数 r が正の値であるとき**正の相関**，負の値であるとき**負の相関**を考えます．すなわち $r>0$ の場合，変数 x が大きくなるほど，変数 y も大きくなり，$r<0$ の場合，変数 x が大きくなるほど，変数 y は小さくなる，ということです．また一般的に r の絶対値が0.5以上であると相関があるといえ，0.75以上で強い相関があるといえます（**図2**）．つまり，r の絶対値が1に近いほど相関が強くなるといえ，お互いの関係性が強いということになります．

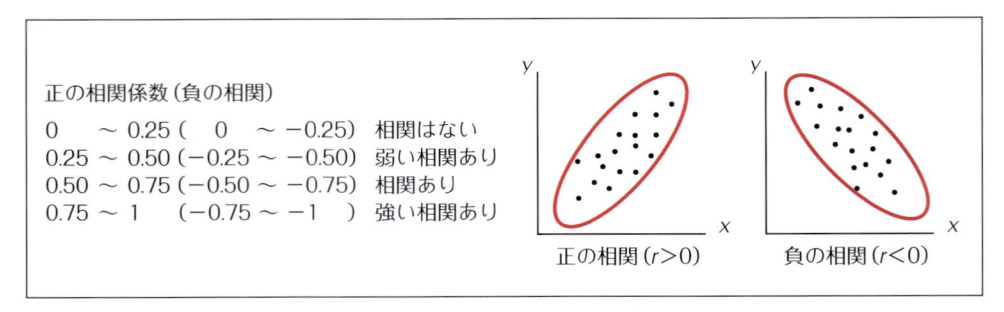

図2　相関係数（r）

■ 相関分析の種類

相関分析にもパラメトリックな方法とノンパラメトリックな方法があります. JSTAT ではパラメトリックな方法として**ピアソン(Pearson)の方法**, ノンパラメトリックな方法として**スピアマン(Spearman)の方法**があります.

パラメトリックな方法で相関分析をする場合, 2つの変数が正規分布していることが前提となります. 教科書によっては, 相関分析をする際には, ルーチンとして作図等で正規性が仮定できる分布かを確認すべきであると記述されているものもあるくらいなので注意が必要です. 分布が歪んでいて, 正規分布が仮定できないような場合は, ノンパラメトリックな方法を用いたほうが良いでしょう. またノンパラメトリックな検定を使うメリットとしては, 例えば2変量が直線ではなく曲線の関係にあった場合でも関連性を見出しやすいといえます. このほかに名義尺度や順序尺度のように正規分布を当初より仮定することが困難な場合にもノンパラメトリックな検定を用いると良いでしょう. ノンパラメトリックな検定での相関係数はスピアマンの方法の場合 r_S もしくは ρ (ロー)で表されます. しかし JSTAT では方法の違いにかかわらず便宜上相関係数はすべて r と表しています.

> パラメトリックな方法(ピアソンの方法)
> ➡変数が正規分布であることが前提
> ノンパラメトリックな方法(スピアマンの方法)
> ➡変数が正規分布でなくても可

■ 相関分析の注意点

相関分析では因果関係は直接説明できません. 先ほどの例でいえば, 通学距離と肺活量に強い相関があり, 通学距離が長くなると肺活量も上がるようにみえたとします. しかし, 通学距離が原因で肺活量が上がっているかはわかりません. 肺活量には性差があり男性の方が高いことがわかっています. 通学距離が長い学生にたまたま男性が多く, 通学距離が短い学生に女性が多かった場合でも, 通学距離と肺活量の間には強い相関が生じるでしょう. つまり相関分析では, 2つの変数の背景を考慮し, その特性をよく理解した上で関連性を説明することが重要です. そうしないと偶然に相関がみられ, 実際には相関がないものを相関ありとみなしてしまう可能性があります.

3. 回　帰

> 回帰方程式を導き，片方の変数からもう一方を推定する．

　回帰分析では，変数 x で変数 y を表すための直線の当てはめを行います．この直線を**回帰直線**といいます．また，この章で学ぶ回帰分析は，1つの変数からもう1つの変数を予想するので，正確には**線形単回帰分析**と呼びます（第7章参照）．この直線を当てはめる際，最小二乗法という方法を用いて直線を引き，その傾きと切片を求め，変数 y についての1次方程式（**回帰方程式単回帰式**）を導きます（**図3**）．これにより，変数 x が得られれば方程式への代入を行って推定値の y を求めることができるようになります．なお一般的に，変数 x は**独立変数**または**説明変数**と呼ばれ，変数 x によって表すことのできる変数 y のことを**従属変数**または**目的変数**といいます．

　また傾きは**回帰係数**，切片は**定数項**と呼ばれます．ときどき，この回帰係数が相関係数 r と間違えられていることがあります．実際には傾きと相関係数は別物ですので注意しましょう．

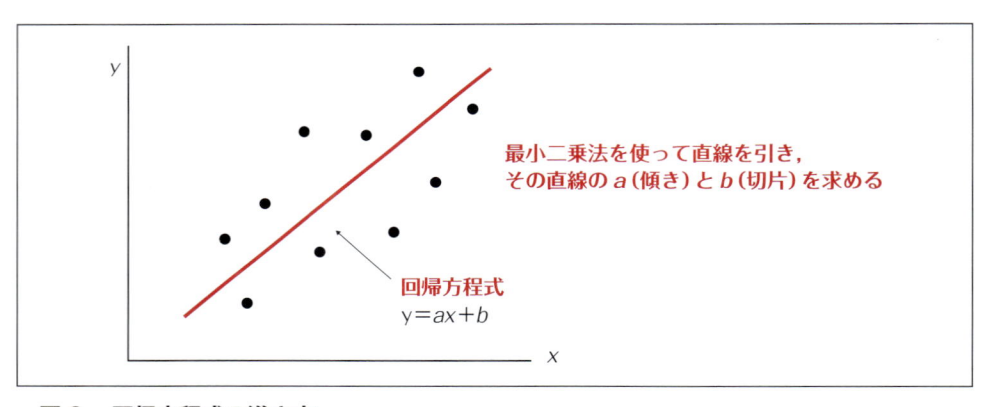

図3　回帰方程式の導き方

Advance

最小二乗法について

　最小二乗法とは，得られた点から回帰直線までの距離 D を定め，すべての得られた点についての D の2乗を足しあわせた値が最小となるよう，直線を求める方法です．この方法は回帰分析だけでなく，さまざまな領域の分析手法として活用されています．

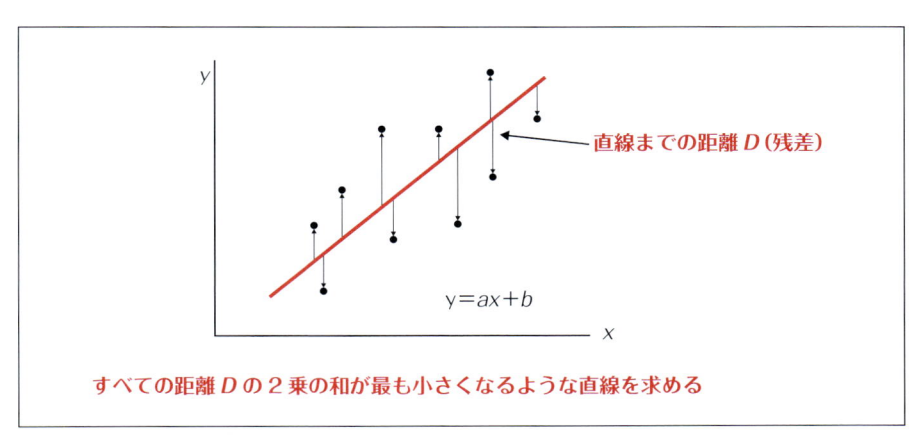

図4　最小二乗法

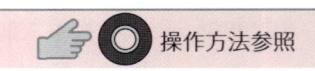

例題 1) 相関分析を行う

◯ 操作方法参照

　A町の高齢者(65歳以上)を対象に筋力と年齢の関係を調査しました．調査は地域住民(高齢者)から無作為に抽出した50名を対象とし，筋力の指標として握力を測定しました．握力と年齢の間に関係があるかどうかを検討してください．

解析用データ 5-1 を使用

 すすめかた　　例題1では，握力と年齢の間に関係があるのかを相関分析を用いて検討していきます．JSTAT では相関分析の結果を(**図5左**)のように算出します．なお今回2つの変数はともに正規分布が仮定できそうなので，ピアソンの方法(パラメトリックな方法)で相関係数を算出しています．

結果のみかた

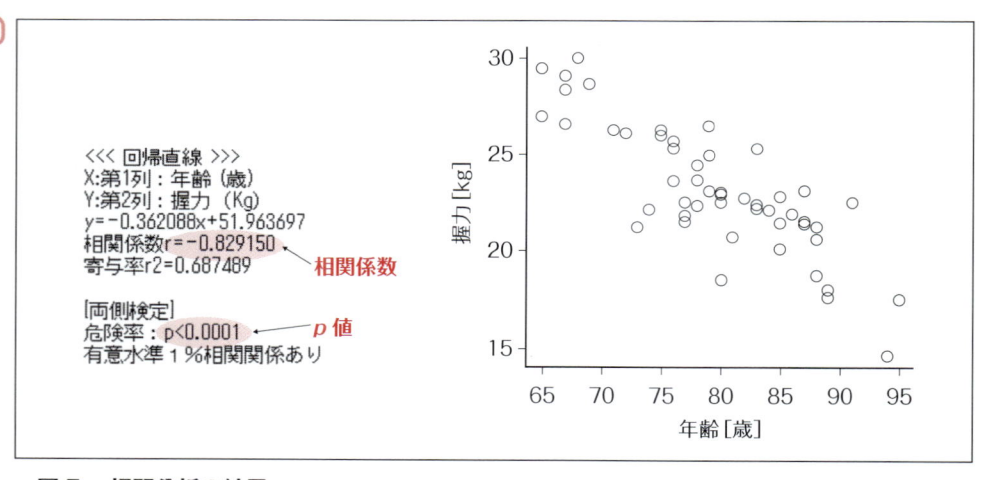

```
<<< 回帰直線 >>>
X:第1列：年齢 (歳)
Y:第2列：握力 (Kg)
y=−0.362088x+51.963697
相関係数r=−0.829150    ← 相関係数
寄与率r2=0.687489

[両側検定]
危険率：p<0.0001    ← p 値
有意水準1%相関関係あり
```

図5　相関分析の結果

　図5右に横軸に年齢，縦軸に握力とした散布図を載せていますが，相関をみるときにはこのように図を描くことは必須と思って下さい．この図から2つの変数の間には負の相関がありそうなことが伺えます．実際に JSTAT で計算をした結果をみてみると，相関係数 $r = −0.83$ ということなので，強い負の相関があるということになります．また，p 値も同時に出力されています．この p 値は算出された相関係数の値に意味があるかどうか，すなわち，相関係数が0でないことを証明するための検定の結果出されたものです．この検定は一般には**無相関検定**と呼ばれています(帰無仮説：相関係数 $=0$)．p

　値が 0.05 以上であれば 2 つの変数の間の相関係数が 0 である可能性が捨てきれず，得られた相関係数を結果として採用することはできません．

　今回の結果では，p 値は 0.05 未満であり，相関係数から負の相関が強いことが伺えます．つまり年齢が高いとき，握力は低いことがわかります．

結果の書き方と図の提示例　得られた結果は以下のように記載し，図を提示すると良いでしょう．

　A 町の高齢者 50 名の年齢と握力の関係を図 Z に示す．年齢と握力に負の相関がみられた（$p < 0.05$）．

 作図方法は付録 p.134 を参照

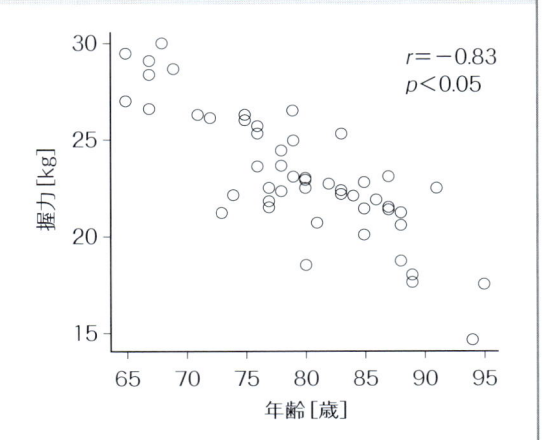

$r = -0.83$
$p < 0.05$

図 Z　A 町高齢者 50 名の年齢と握力の関係

コラム　寄与率（決定係数）

　無相関の検定が有意であるとき，「有意な相関関係を示した」などと示されることがありますが，正しい示し方とはいえません．例えば相関係数が 0.4 程度であっても検定結果が有意になることがあります．このような場合，相関係数をそのまま採用するのではなく，寄与率（または決定係数とも呼ぶ）によって 2 つの変数の関係を判断します．寄与率は相関係数を平方（二乗）した値で，相関係数が 0.4 のときは 16％（0.16）が寄与率になります．寄与率は 2 つの変数が関係している割合と考えることができるので，この場合は 2 つの変数が関係している割合は 16％と言い換えることができます．このように考えると，検定の結果が有意であっても相関係数が 0.4 程度では，2 つの変数が関係している割合は 16％と非常に低くなります．したがって，相関係数を提示するときには検定の結果を鵜呑みにするのではなく，寄与率まで考えて 2 つの変数の関係性を解釈する必要があります．

例題 1 −続編） 回帰分析を行う　　操作方法参照

　A 町高齢者 50 名の年齢と握力のデータをもとに，年齢から握力の予測値を得るため回帰分析を実施してください．

　　　　　　　　　　　　　　　　　　　　　　　　解析用データ 5-1 を使用

例題 1 の続編として年齢から握力の予測値を得るため，回帰分析を行います．

結果のみかた

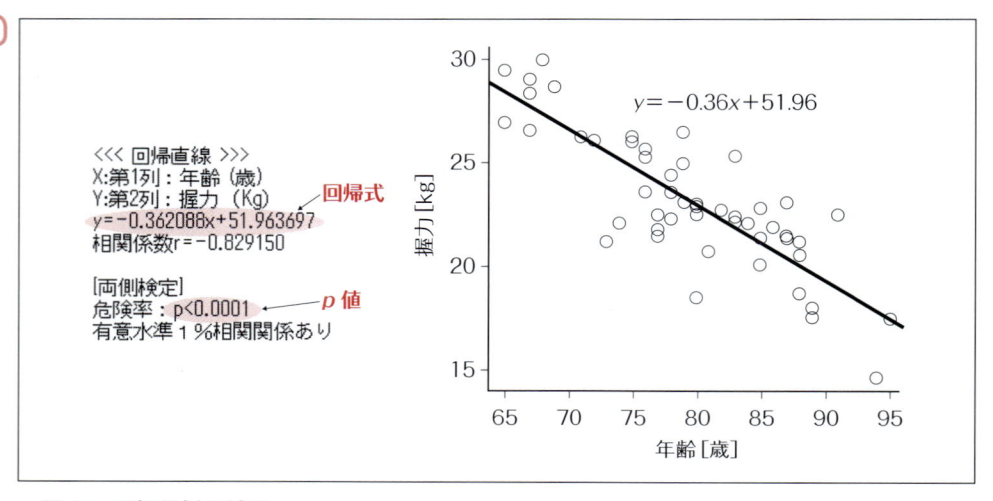

図 6　回帰分析の結果

　図 6 右は横軸に年齢をとって，縦軸に握力をとった散布図で，さらに回帰直線が引かれています．繰り返しになりますが，回帰分析ではこの直線の方程式を求めていきます．JSTAT により出力された回帰方程式は $y = -0.36x + 51.96$ となっており，傾き（回帰係数）は -0.36，切片は 51.96 となっています．すなわち握力の予測値は年齢に -0.36 をかけあわせ，51.96 を足すことで求められることになります．p 値が示されていますが，これは回帰係数が 0 であるという帰無仮説の検定を行った結果です．もし帰無仮説が採択されると，回帰係数が 0 である可能性が捨てきれないということになり，算出されている回帰式は無効となってしまいます．今回は，p 値は 0.05 未満であり帰無仮説は棄却されたため，回帰式は有効と判断できます．

　また，すでにお気づきかもしれませんが，回帰分析の p 値は例題 1 の p 値（ピアソンの相関係数を用いた相関分析の p 値）と同じものです．実は単回帰分析では，相関分析と結果が同じになります．そのため，JSTAT では相関分析と回帰分析の p 値の結果を 1 つにまとめて出しています．

結果の書き方と図の提示例 得られた結果は以下のように記載し，図を提示すると良いでしょう．

A町の高齢者50名の年齢と握力の関係と回帰分析の結果を図Yに示す．年齢(x)と握力(y)には $y=-0.36x+51.96$ という関係がみられた(回帰係数 $p<0.05$)．

 作図方法は付録 p.134 を参照

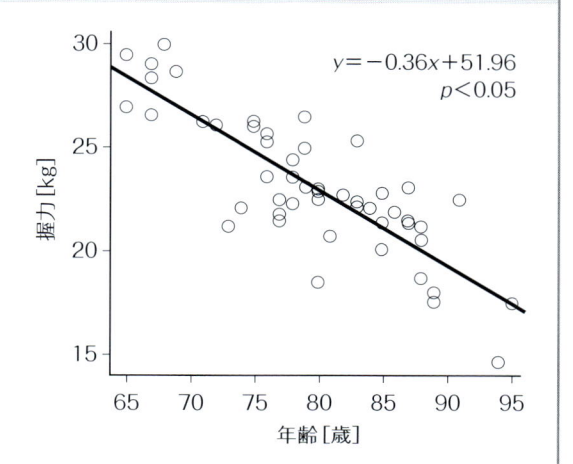

$y=-0.36x+51.96$
$p<0.05$

図Y A町高齢者50名の年齢と握力の関係

例題 2) **スピアマンの順位相関係数を求める**　　　👉　◯ 操作方法参照

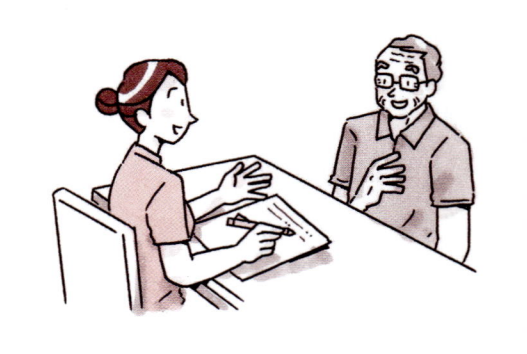

施設 A の通所リハビリテーション利用者を対象に，日常生活の自立度と認知機能との関係を調べました．ある時点で，3 ヵ月以上施設を利用している人を対象とし，日常生活の自立度の評価に Functional Independence Measure（FIM）を用い，認知機能評価に Mini Mental State Examination（MMSE）を用いました．FIM と MMSE に有意な相関があるかどうかを検討してください．

👉 **解析用データ 5-2 を使用**

すすめかた　　例題 2 では，日常生活の自立度と認知機能の間に関係があるのかを相関分析を用いて検討していきます．JSTAT では相関分析の結果を下記のように算出します．横軸に MMSE，縦軸に FIM の結果をとった散布図から，正の相関がありそうなことが伺えます．なお FIM，MMSE はともに順序尺度でかつ標本数は 12 と少ないため，正規分布の仮定は難しいケースといえるでしょう．そのため今回はノンパラメトリックな方法であるスピアマンの方法を用いて相関係数を算出しています．

結果のみかた

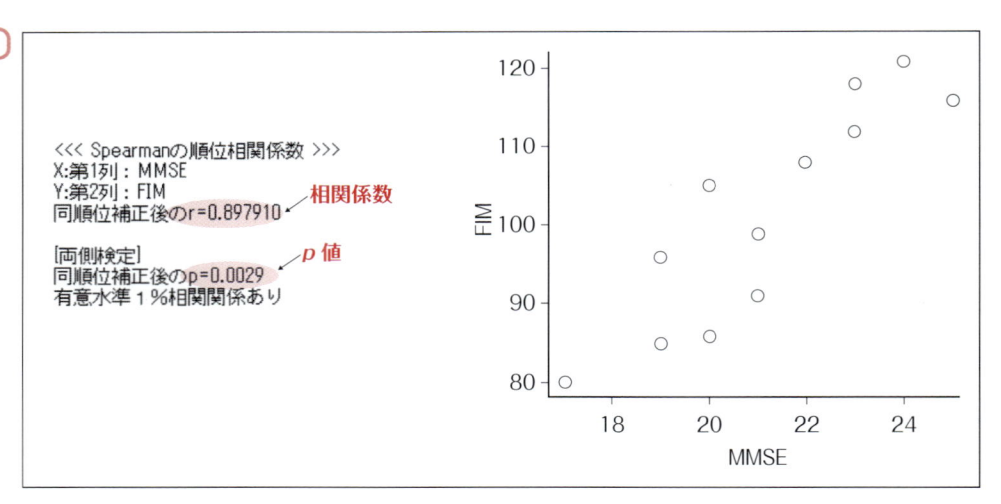

```
<<< Spearmanの順位相関係数 >>>
X:第1列：MMSE
Y:第2列：FIM
同順位補正後のr=0.897910        ← 相関係数

[両側検定]
同順位補正後のp=0.0029          ← p 値
有意水準 1 %相関関係あり
```

図 7　相関分析の結果

$r_S = 0.90$ ということなので，強い正の相関があるということになります．また，p 値も同時に出力されています．これは，パラメトリックな方法と同様に無相関検定（帰無仮説：相関係数＝0）を行った結果です．p 値は 0.05 未満であり，相関係数から正の相関が強いことが伺えます．つまり，MMSE が高いとき，FIM も高いということがいえます．なお，相関分析ではどちらを縦軸・横軸にしても結果に変わりはありません．

結果の書き方と図の提示例 得られた結果は以下のように記載し, 図を提示すると良いでしょう.

施設 A の通所リハビリテーション利用者の FIM と MMSE の関係を図 X に示す. FIM と MMSE に正の相関がみられた(*p*<0.05).

 作図方法は付録 p.134 を参照

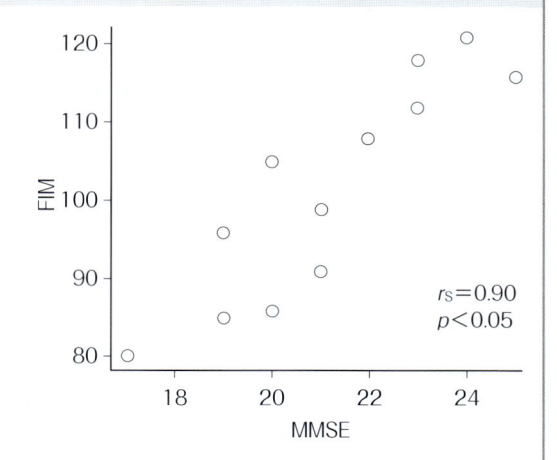

図 X 通所リハビリテーション利用者の MMSE と FIM の関係

7 多変量解析
―重回帰分析とロジスティック回帰分析―

> **Key Words**
> ● 重回帰分析　● ロジスティック回帰分析　● 偏回帰係数　● 決定係数

1. 多変量解析の種類

　多変量解析とは，多くの変数の相互関係を表す関係式を作成し，いろいろなテーマを解決する手法です．数学的な理解はとても難しいので，使い方を中心に学習していきます．

　多変量解析は「**当てる**」「**分ける**」「**新しい指標をつくる**」の3つに大きく分けられます．「当てる統計」には重回帰分析が，「分ける統計」には判別分析とロジスティック回帰分析があります．「新しい指標をつくる統計」には主成分分析，因子分析，数量化Ⅲ類などがありますが，本書ではリハビリテーション研究で需要の大きい「当てる統計」と「分ける統計」を中心に解説していきます．

> 当てる………重回帰分析
> 分ける………判別分析，ロジスティック回帰分析

2. 重回帰分析と判別分析，ロジスティック回帰分析

　当てる統計である**重回帰分析**と分ける統計である**判別分析，ロジスティック回帰分析**の違いについて解説します（**図1**）．重回帰分析では年齢，性別，FIMのスコアなどから在院日数を予測します．在院日数を予測するのに使用される年齢，性別，FIMのスコアなどを**独立変数**と呼び，予測される在院日数のことを**従属変数**と呼びます．独立変数から従属変数を予測するのが，重回帰分析です．重回帰分析では独立変数も従属変数も**正規分布した数量データ**（間隔尺度か比率尺度）である必要があります．

　一方，分ける統計である判別分析やロジスティック回帰分析では，入院患者が30日以内に退院するか否かを年齢，性別，FIMのスコアなどから予測します．この場合，1が「30日以内に退院する」，0が「30日以内に退院しない」といったように従属変数は2値で表されます．判別分析とロジスティック回帰分析の違いは，判別分析では独立変数

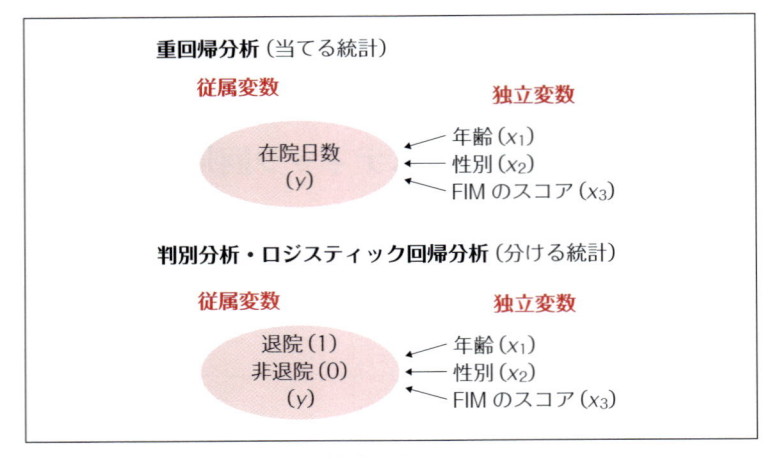

図1　当てる統計と分ける統計の違い

がすべて正規分布した数量データであることが必要なのに対し，<mark>ロジスティック回帰分析では独立変数が正規分布していない場合や数量データ以外の場合でも適用することができます</mark>．このようにロジスティック回帰分析は判別分析よりも適用範囲が広いため，以後分ける統計ではロジスティック回帰分析のみを取り上げて解説します．

3. 回帰分析と重回帰分析

> 1つの変数で1つの変数を予測　➡単回帰分析
> 複数の変数で1つの変数を予測　➡重回帰分析

　ここで，第6章で学習した**回帰分析**を復習しましょう．回帰分析では従属変数 y を独立変数 x で予測するような直線の式を作りました（**図2**）．この式のことを**単回帰式（回帰式，回帰方程式）**と呼びます．単回帰式では1つの従属変数を1つの独立変数で予測します．また a を回帰係数（いわゆる傾き），b を定数項（いわゆる切片）と呼びます．a

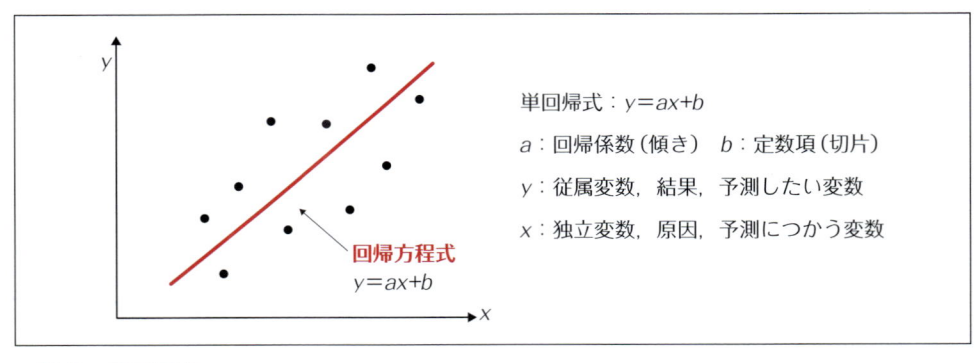

図2　単回帰式

とbの値がわかっていれば，xの値を式に代入するとyの値を求めることができます．もう少し具体的に説明すると，100名分の歩行速度と歩幅のデータで歩行速度を従属変数yとして，歩幅を独立変数xとするような式を作ります．そこに101人目の被験者のデータが加わったときに，その被験者の歩幅をxに代入すれば歩行速度を予測することができます．

　一方，従属変数yを複数の独立変数xで予測する式を作るのが重回帰分析です．

$$y = a_1 x_1 + a_2 x_2 + a_3 x_3 + \cdots + a_0$$

$$a_0：定数項 \quad a_1,\ a_2,\ a_3,\ \cdots：偏回帰係数（yを予測する）$$

　このとき作られる式を**重回帰式**と呼び，xと回帰係数の組は1つでなく，複数できます．$a_1,\ a_2,\ a_3$を**偏回帰係数**と呼び，この値が大きいとyへの影響度も大きいと考えられるので，同じ単位を持つ変数同士なら独立変数に対する貢献度や重要度のランキングを示すことができます．また，単回帰式と同じように複数の偏回帰係数と定数項がわかっていれば，xの値をそれぞれに代入するとyの値を求めることができます．具体的には100名の被験者の歩行速度を従属変数yとして，年齢，体重，膝関節伸展筋力を独立変数とした重回帰式を作成します．そこに101人目の被験者のデータが加わったときに，その被験者の年齢と体重と膝関節伸展筋力を式に入力すれば歩行速度を予測することができます．

重回帰分析で明らかにできること	①独立変数の従属変数に対する貢献度
	②独立変数の重要度ランキング
	③予測

4. 重回帰分析の適用例

　ここから重回帰分析の適用例について詳しく解説していきます．患者Aさんが病院に入院してきたとします．Aさんがどのくらいの在院日数で退院できるかを指標に予後予測することを考えます．この場合，Aさんのような入院患者複数名がこれまでにどの程度の在院日数だったかを調べた上で，年齢，性別，FIMなどを調べます．その後，在院日数に対して年齢，性別，FIMがどの程度影響しているかを調べます．

　具体的には年齢や性別と在院日数との相関分析を実施して相関の高いものをみつければ良いのですが，年齢，性別，FIMのうちどれが最も影響するか判断することはできません．このような場合はさらなる解析として重回帰分析が必要になります．

重回帰分析のすすめかた

従属変数に対して影響をしていそうな独立変数を集める

それぞれに相関分析を行う

どれが最も影響を与えているか(貢献度)を知るため,重回帰分析を行う

■ 貢献度を調べる

　具体的には在院日数を従属変数とし,年齢,FIM のスコア,性別などを独立変数とした重回帰式を作ります.この場合,常にすべての独立変数を重回帰式に組み入れるわけではなく,貢献度の違いによって独立変数を選択する手法がしばしば用いられます.具体的には在院日数を従属変数とし,年齢,FIM のスコア,性別などを独立変数とした重回帰式を作成した結果,性別の従属変数に対する貢献度が低いと判断されたときに,性別を削除して重回帰式を作成します.偏回帰係数の前に－がついた(負の値)場合,値が増えると従属変数は減少し,ついていなければ(正の値)従属変数は増加します.

　以下の,在院日数を従属変数とし,年齢と FIM を独立変数とした式の場合は,年齢が上がると在院日数が延長し,FIM のスコアがあがると在院日数が短縮することを示しています.

　重回帰式を作成

$$y = a_1 x_1 + a_2 x_2 + \cdots + a_0$$

ここまで解説した適用例にしたがって模擬的に重回帰式を作成すると

$$在院日数 = 0.68 \times 年齢 - 0.64 \times FIM + 0.87$$

　作成した重回帰式にある患者の年齢と FIM のスコアを代入すると予測在院日数を算出することができます.具体的には患者 A の年齢○歳,FIM のスコア○点としたとき,見込める在院日数が何日であるかを予測することができます.

■ 名義尺度をダミー変数化する

　重回帰分析では基本的には正規分布した比率尺度か間隔尺度のデータを解析に用います.そのようなことから考えると順序尺度である FIM は使用できないのではないかと思われますが,その限界を踏まえつつ FIM などの臨床評価指標も重回帰分析に用いられています.また名義尺度のデータも別の数字に置き換えることで重回帰分析に用いることができます.

　例えば性別を重回帰式に入れる場合，そのまま式に入れることができないので，女性を 0，男性を 1 と置きます．このように名義尺度のデータを 0 と 1 に置き換えることを**ダミー変数化**と呼んでいます（※）．三択以上の場合は 0，1 の組み合わせのデータに変換します．

※すべての変数をダミー変数化して解析に用いた場合の重回帰分析は数量化 I 類と呼ばれています．

　　二択の場合は 0/1 データに変換する

	x_1
女	0
男	1

　　三択以上の場合は，0/1 の組み合わせのデータに変換する

	x_1	x_2
1 はい	0	0
2 いいえ	1	0
3 どちらでもない	0	1

例題 1）　重回帰分析を行う　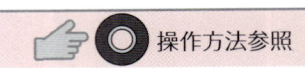操作方法参照

　回復期リハビリテーション病棟に入院した 50 名の患者の在院日数，年齢，性別，入院時 FIM のデータがあります．年齢，性別，入院時 FIM を独立変数として，重回帰式を作成し，在院日数に対するその他変数の貢献度を検討してください．

　解析用データ 6-1 を使用

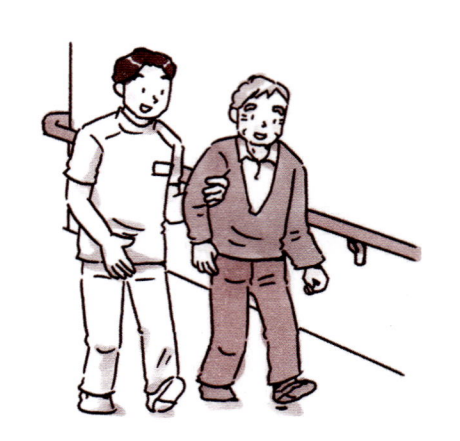

重回帰分析（当てる統計）

従属変数　　　　　　独立変数

在院日数（y）
← 年齢（x_1）
← 性別（x_2）
← FIM のスコア（x_3）

すすめかた　　JSTAT を用いての重回帰分析は，以下のような手順ですすめます．

変数の選択

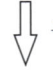　予測に役立つ式にするため，貢献度の高い変数を選ぶもしくは低い変数を除く

ランキング

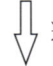　選択された独立変数が従属変数に与える貢献度の大きさによってランキングをする

重回帰式の精度/決定係数

　重回帰式の精度の高さを決定係数の大きさから判定する

重回帰式の検定

　重回帰式が予測に役立つ式か否かを検定する

変数の選択 ⇒ ランキング ⇒ 重回帰式の精度/決定係数 ⇒ 重回帰式の検定

　前述のとおり，重回帰式を作成する場合，常にすべての独立変数を重回帰式に組み入れるわけではなく，貢献度の違いによって独立変数を選択する手法がしばしば用いられます．JSTAT では従属変数に対する貢献度の高い変数を自動的に選択することができます．この変数選択の方法は**ステップワイズ法**と呼ばれています．変数選択を行う理由は，貢献度の低い独立変数を重回帰式から除くことによって，より役立つ可能性の高い

式に近づけることにあります．ステップワイズ法にはいくつか種類がありますが，JSTAT では２つの方法を選択することができます．１つは**変数増加法**で，独立変数のうち従属変数に最も強く関連している変数が選ばれます．その後，相関の高い変数が順番に選ばれていきます．もう１つの**変数減少法**では，反対にすべての独立変数を式に投入して，従属変数に対して最も関連が弱く有意ではない変数から順番に削除されていきます．例題１では変数増加法を使用しています（**図3**）．変数増加法と変数減少法で得られる変数に差異がみられることがあるので，両方を試して結果を吟味する必要があります．また，変数選択は計算上で自動的に行われてしまうので，最終的に得られた式が臨床的な知見から考えて妥当なものかを吟味した上で，変数選択を行うか否かも慎重に検討する必要があります．

結果のみかた

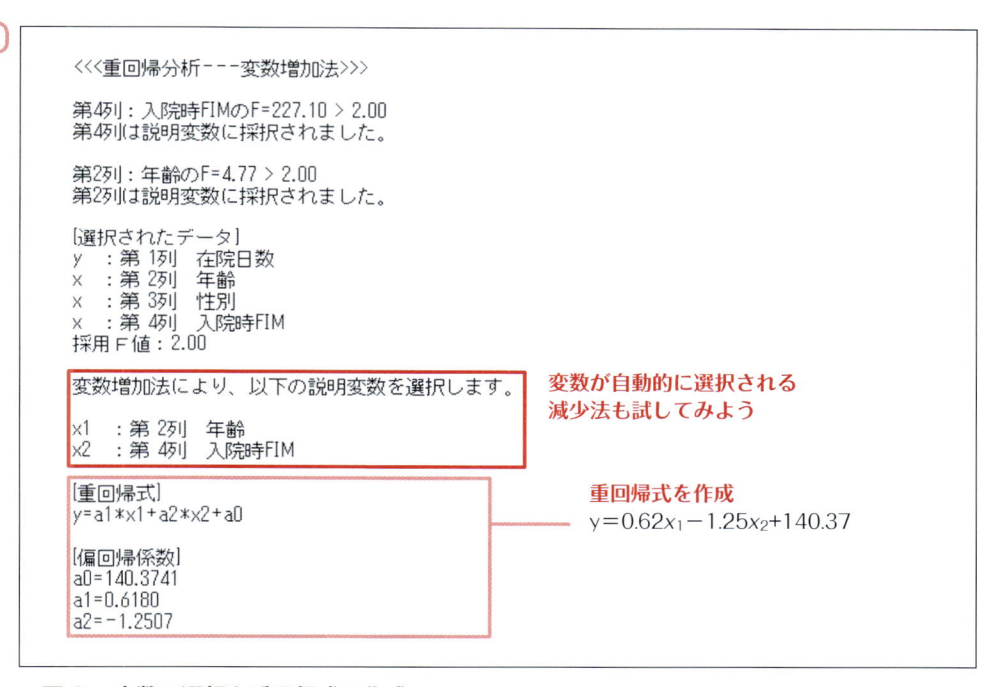

図3　変数の選択と重回帰式の作成

　変数増加法による変数選択を行ったため，変数の精選の結果，貢献度の低い性別の属性が削除されて，年齢と FIM のみが選択されました．表示された重回帰式に，偏回帰係数を代入すると重回帰式を作成することができます．この式は前述のように予測に使うことができるので，x_1 に年齢，x_2 に FIM スコアを代入して計算すると，ある患者の在院日数を予測することができます．年齢 76 歳で FIM の点数が 81 点の患者がいたとすると，

$$y = 0.62 \times 76 - 1.25 \times 81 + 140.37 = 86.24$$

退院までの在院日数は 86 日になります．

変数の選択 ⇒ **ランキング** ⇒ 重回帰式の精度/決定係数 ⇒ 重回帰式の検定

　しかし，ここで表示された偏回帰係数はそのままでは在院日数への影響度を示していません．偏回帰係数は単位に依存した係数になるので，例えば m を cm に変換すれば 100 倍の値になってしまうし，kg などの別の単位とは比較することができません．

　そのため，独立変数の従属変数の影響度の大きさやランキングを調べるには**標準偏回帰係数**を用います（**図4**）．標準偏回帰係数では偏回帰係数を平均 0，分散 1 にデータを基準化しています．言い換えると，独立変数が 1 変化したときに従属変数がどれだけ変化したかを示すのが標準偏回帰係数です．この係数を用いることで単位が異なる従属変数間の影響度の大きさやランキングを調べることができます．このように JSTAT では偏回帰係数と標準偏回帰係数が一度ですべて出力されるので，予測する式には偏回帰係数を，貢献度のランキングには標準偏回帰係数を，といった具合に注意して使い分ける必要があります．

結果のみかた

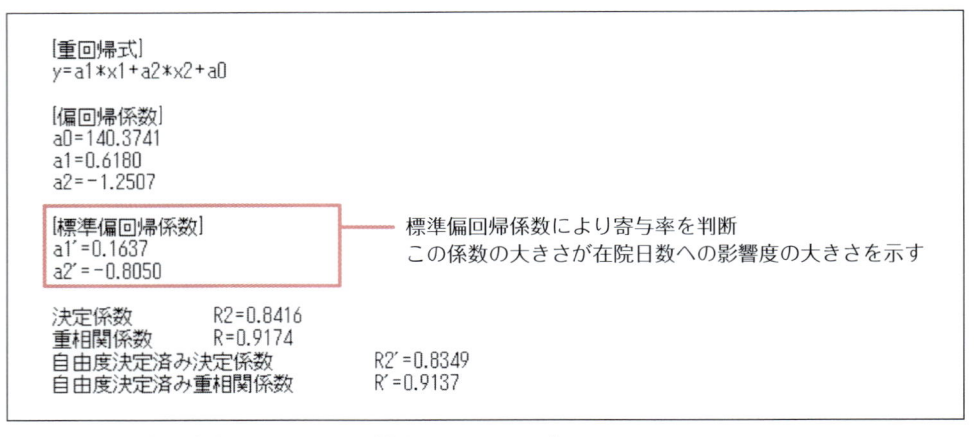

```
[重回帰式]
y=a1*x1+a2*x2+a0

[偏回帰係数]
a0=140.3741
a1=0.6180
a2=-1.2507

[標準偏回帰係数]
a1'=0.1637
a2'=-0.8050
```
標準偏回帰係数により寄与率を判断
この係数の大きさが在院日数への影響度の大きさを示す

```
決定係数          R2=0.8416
重相関係数        R=0.9174
自由度決定済み決定係数      R2'=0.8349
自由度決定済み重相関係数     R'=0.9137
```

図4　標準偏回帰係数を用いた貢献度のランキング

変数の選択 ⇒ ランキング ⇒ **重回帰式の精度/決定係数** ⇒ 重回帰式の検定

　重回帰式が予測に役立つ式か否か，その精度を検討する必要があります．重回帰式の精度の判定には決定係数（R^2）を用います．目安として，決定係数が 0.8 以上であれば精度が高い．0.5 以上であれば精度がやや高い．0.5 未満であれば精度が高くないということになります．**自由度決定（調整）済み決定係数**も精度の判定に用いることができます．決定係数は独立変数の数が増えると高くなっていくという特徴を持っているので，独立変数の数に依存しないよう調整された決定係数が，自由度決定済み決定係数です．JSTAT では決定係数と自由度決定済み決定係数が同時に出力されるので，少なくとも決定係数が 0.5 以上は必要です．また，独立変数を用いて従属変数を予測する場合には，決定係数と自由度決定済み決定係数がともに 0.5 以上であれば理想的です．

自由度決定済み決定係数の目安 $\begin{cases} R^2 \geqq 0.8 & \cdots 精度が高い \\ R^2 \geqq 0.5 & \cdots 精度がやや高い \\ R^2 < 0.5 & \cdots 精度が高くない \end{cases}$

変数の選択 $\Longrightarrow$ ランキング $\Longrightarrow$ 重回帰式の精度/決定係数 $\Longrightarrow$ **重回帰式の検定**

重回帰式の検定を行います(**図5**).これもこの式が予測に役立つ式かを検討していま
す.重回帰分析では「式の当てはまりが有意ではない(作成した式は予測には役立たな
い)」という帰無仮説を立てます.JSTAT の結果では

有意水準1%で重回帰式の当てはまりは有意である.

と表示されているので,この式が有意に役立つことを示しています.自由度決定済み決
定係数が高く(0.5以上),検定の結果も有意であるという組み合わせが最も良いのです
が,検定の結果が有意でも自由度決定済み決定係数が低い場合(0.5未満)があります.
この場合,重回帰分析で得られた重回帰式を用い,独立変数から従属変数を予測するこ
とは困難ですが,得られた標準偏回帰係数をみて影響度ランキングを調べる程度であれ
ば活用することができます.

結果のみかた

[重回帰式の検定]

要因	偏差平方和	自由度	不偏分散	分散比	危険率
全体変動	Syy=73085.520	49			
回帰による変動	SR=61508.276	2	VR=30754.14	F=124.852**	p<0.0001
残差変動	SE=11577.244	47	VE=246.324		

[判定]
有意水準1%で重回帰式の当てはまりは有意である。 —— この式が有意に役立つことを示す

[多重共線性の検討]

r : yとxの単相関係数、a : 重回帰式の偏回帰係数

yとx1(第2列) : r=0.6729 a1=0.6180
yとx2(第4列) : r=−0.9086 a2=−1.2507

rとaの符号が違う説明変数はありません。
多重共線性はありません。 —— 多重共線性がある場合には変数をまとめる

図5 重回帰式の検定結果

結果の書き方と表の提示例　得られた結果は以下のように記載し，表を提示すると良いでしょう．

変数増加法の変数選択によって得られた変数は表 Z のとおりであった．重回帰式の検定の結果は有意であり，R^2 は 0.84 であった．

 作図方法は付録 p. 137 を参照

表 Z　重回帰分析の結果

	偏回帰係数	標準偏回帰係数
定数	140.37	
FIM	−1.25	−0.81
年齢	0.62	0.16
$R^2 = 0.84$	$p < 0.05$	

■ 重回帰式使用上の注意点

　　最後に重回帰式使用上の注意点について解説します．独立変数間で相関係数が高いものが存在することを**多重共線性**と呼びます．多重共線性があると独立変数間で影響を及ぼしあってしまうため，適切な重回帰式を得ることができなくなります．今回，「多重共線性はありません」と表示されているので（**図5**），問題ありませんが，もし多重共線性が出てしまった場合には重要度の低い方の変数を削除するか，2つの変数を1つの変数にまとめます．例えば歩行能力の指標を示す歩行速度，歩幅，歩行率にはすべての組み合わせ間で相関関係があります．したがって，歩幅と歩行率を組み合わせて計算される歩行速度だけを独立変数として使用するか，目的に応じて（従属変数に対して歩行速度よりも歩幅か歩行率の貢献度を調べたい場合）歩幅のみもしくは歩行率のみを式に投入します．また，身長と下肢長を入れたければ，下肢長を身長で除して1つの変数にまとめてから式に投入します．他には体重が重い人は筋力が大きいという関係も成り立つので，体重と筋力を入れたければ，膝伸展筋力や握力は体重で除して1つの変数にまとめてから式に投入します．

5. ロジスティック回帰分析の適用例

　患者 A さんが病院に入院してきたと想定します．重回帰分析では A さんがどのくらいの在院日数で退院できるかを指標に予後予測することを考えましたが，ロジスティック回帰分析では 30 日以内に退院できるか，できないかというかたちで予後予測を行う点で重回帰分析と異なります．具体的な日数というかたちで在院日数を予測することができなくなる代わりに，適用範囲が広くなるのでデータが正規分布していない場合や質的な変数でも用いることができます．

　手順は重回帰分析とほぼ同様で，A さんのような入院患者複数名がこれまでにどの程度の在院日数だったかを調べた上で，年齢，性別，FIM などを調べます．その後，在院日数別に分けて，例えば 30 日以内に退院できるか否かに対して年齢，性別，FIM がどの程度影響しているかを調べます．

■ 貢献度を調べる

　具体的には在院日数を従属変数とし，年齢，FIM のスコア，性別などを独立変数としたロジスティック回帰式を作ります．重回帰分析と同じようにロジスティック回帰式を作成するときにも，常にすべての独立変数を回帰式に組み入れるわけではなく，貢献度の違いによって独立変数を選択する手法がしばしば用いられます．具体的には従属変数を 30 日以内に退院できたか，できなかったかに分けて，年齢，FIM のスコア，性別などを独立変数としたロジスティック回帰式を作成した結果，性別の従属変数に対する貢献度が低いと判断されたときに，性別を削除してロジスティック回帰式を作成します．

　ロジスティック回帰式を作成

$$y = a_1 x_1 + a_2 x_2 + \cdots + a_0$$

ここまで解説した適用例にしたがって模擬的にロジスティック回帰式を作成すると

$$退院できる\,or\,できない = -0.68 \times 年齢 + 0.64 \times FIM + 0.87$$

　偏回帰係数の前に－がついた（負の値）場合，値が増えると退院できた群から離れ，ついていなければ（正の値）近づきます．この式の場合は，年齢が上がると退院できた群から離れて，FIM のスコアが上がると退院できた群に近づくことを示しています．また，作成したロジスティック回帰式にある患者の年齢と FIM のスコアを代入するとその患者は 30 日以内に退院できるか予測することができます．具体的には患者 A の年齢を○歳，FIM のスコア○点としたとき，30 日以内に患者 A が退院できるかを予測することができます．

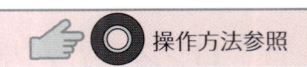

例題2)　ロジスティック回帰分析を行う　　操作方法参照

　回復期リハビリテーション病棟に入院した50名の患者の在院日数，年齢，性別，入院時FIMのデータです．年齢，性別，入院時FIMを独立変数としたロジスティック回帰式を作成し，30日以内に「退院できるか・できないか」に対する独立変数の影響度合いを検討してください．

 解析用データ6-2を使用

判別分析・ロジスティック回帰分析（分ける統計）

従属変数　　　　　　独立変数

退院（1）　　←─ 年齢（x_1）
非退院（0）　←─ 性別（x_2）
（y）　　　←─ FIMのスコア（x_3）

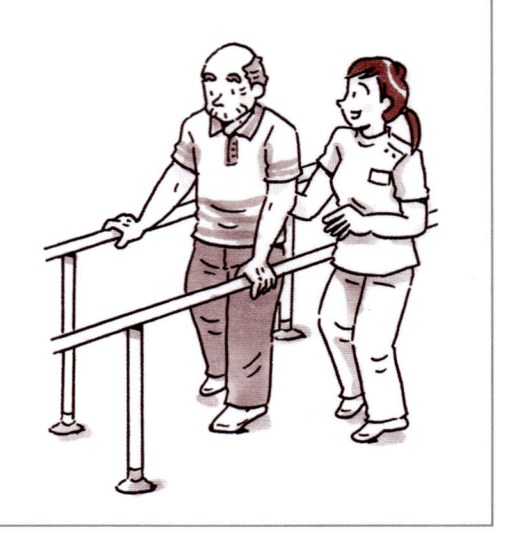

すすめかた　　JSTATを用いてのロジスティック回帰分析は，以下のような手順ですすめます．

変数の選択

⇩　予測に役立つ式にするため，貢献度の高い変数を選ぶもしくは低い変数を除く

オッズ比を確認する

⇩　オッズ比の大きさを調べて，変数の影響度を確認する（ただし違う変数間のランキングは不可）

ロジスティック回帰式の作成

⇩　得られた独立変数からロジスティック回帰式を作る

判別的中率の計算

　ロジスティック回帰式が予測に役立つ式か否かを調べるため，判別的中率を計算する

変数の選択 ⇨ オッズ比を確認する ⇨ ロジスティック回帰式の作成 ⇨ 判別的中率の計算

　重回帰分析と同様に，JSTATでは従属変数に対する影響度の高い変数をステップワイズ法を用いて自動的に選択することができます．変数選択を行う理由は，貢献度の低い独立変数を回帰式から除くことによって，より役立つ可能性の高い式に近づけることにあります．例題では変数増加法を使用しています（**図6**）．変数増加法と変数減少法で

得られる変数に差異がみられることがあるので，ロジスティック回帰分析でも両方を試して結果を吟味する必要があります．また，変数選択は計算上で自動的に行われてしまうので，変数選択を行うか否かも慎重に検討する必要があります．今回は変数増加法による変数選択を行った結果，貢献度の低い性別が削除されて，年齢と FIM のみが選択されました．

結果のみかた

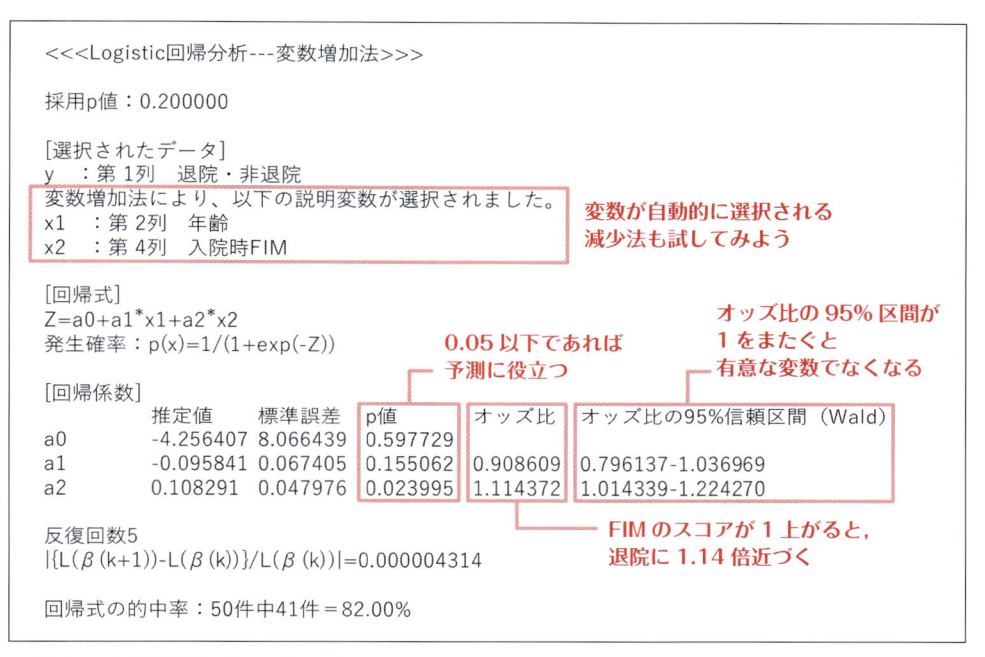

図6　変数選択とオッズ比の確認

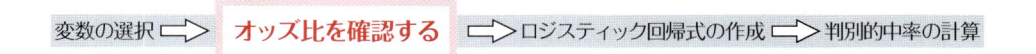

p 値が 0.05 以下であれば変数が予測に役立つことを示しています．ここでは a_1 が年齢，a_2 が FIM のスコアで，FIM のスコアは p 値が 0.024 のため有意な変数となっていますが，年齢は有意ではありません．この場合，年齢は有意ではありませんが，臨床の知見や研究の目的を踏まえて結果を提示する上で必要な変数と判断されれば残してもかまいません．

　オッズ比は変数の値が 1 上がると何倍退院に近づくかを示しています．この例では FIM のスコアが 1 上がると退院に 1.114 倍近づくことを示しています．オッズ比が 1 より大きいと従属変数に対する独立変数の影響が上昇し，1 より小さいと影響が低下し，1 になると影響なしとなります．オッズ比の大きさで影響度を示すことはできますが，オッズ比は単位に依存する数値であるため，変数間で影響度のランキングを単純に示すことはできません．しかし，カテゴリーの数が同じダミー変数間では影響度を比べることができます．

115

オッズ比の目安　$\begin{cases} オッズ比>1 & \cdots 影響上昇 \\ オッズ比<1 & \cdots 影響低下 \\ オッズ比=1 & \cdots 影響なし \end{cases}$

変数の選択 ⇨ オッズ比を確認する ⇨ **ロジスティック回帰式の作成** ⇨ **判別的中率の計算**

結果のみかた

[回帰式]
Z=a0+a1*x1+a2*x2
発生確率：p(x)=1/(1+exp(-Z))

[回帰係数]

	推定値	標準誤差	p値	オッズ比	オッズ比の95%信頼区間（Wald）
a0	-4.256407	8.066439	0.597729		
a1	-0.095841	0.067405	0.155062	0.908609	0.796137-1.036969
a2	0.108291	0.047976	0.023995	1.114372	1.014339-1.224270

回帰式：Z=-4.256-0.096×年齢+0.108×FIM

発生確率：$p(X)=\dfrac{1}{1+exp[-(-4.256-0.096×年齢+0.108×FIM)]}$

　　　　　　　　　　　　　　　　左記の式で Excel でも算出可能である

回帰式の的中率：50件中41件＝82.00%

今回収録されている JSTAT では自動的に判別的中率が算出される

図 7　ロジスティック回帰式の作成

　JSTAT では得られたロジスティック回帰式（**図 7**）が有意に役立つ式であるか検定を行う機能がありません．したがって，得られた式によって実際に式を作るのに使用した患者が正しく 30 日以内に退院できるか・できないかに振り分けられているか確認する必要があります．得られた式が正しく実際の患者を退院・非退院に振り分ける確率のことを判別的中率と呼びます．例えば，ある患者で計算された確率（P）が 0.5 未満の場合には 0，0.5 以上の場合には 1，というかたちに振り分けて的中率を計算します．方法は JSTAT の操作方法を参照してください．

　すべての患者が実際に 30 日以内に退院できたか・できなかったかを確認した実際の結果とロジスティック回帰式に独立変数を投入した結果と完全に一致していれば判別的中率は 100% になります．しかし臨床データにおいて判別的中率が 100% になることはほぼありません．判別的中率は 75% 以上あるのが望ましく，50% では意味がありません．なぜなら 50% ではコインの裏表を使って，患者が退院するか否かを予測するのと同じになってしまうからです．

結果の書き方と表の提示例 得られた結果は以下のように記載し，表を提示すると良いでしょう．

変数増加法の変数選択によって得られた変数は表 Y に示すとおりであった．各変数をみると FIM は有意であったが，年齢は有意ではなかった．

判別的中率は 82％であり，高い的中率を示した．

 作図方法は付録 p.137 を参照

表 Y　ロジスティック回帰分析の結果

	偏回帰係数	有意確率(p)	オッズ比
定数	−4.256	0.598	
FIM	0.108	0.024	1.114
年齢	−0.096	0.115	0.909
判別的中率 82％			

■ 重回帰分析，ロジスティック回帰分析使用上の注意点

最後に使用上の注意点を説明します．重回帰分析やロジスティック回帰分析では，少なくとも独立変数の個数の 10 倍のデータ数が必要となります．例えば，独立変数を年齢と FIM とする場合は 20 名，年齢，FIM，性別とするなら 30 名のデータが必要となります．実際，独立変数の数にかかわらずデータ数は 50 以上あることが望ましいともいわれているため，ある程度の被験者数，データ数をとることが解析には必要であることを念頭に置いてデータ収集をするように努めてください．

付録　図表の作成方法

2 群のパラメトリック検定で用いる図

標準偏差つき棒グラフ

 解析用データ 2-2 を使用

① JSTAT のワークスペース画面に Excel からデータをコピーして貼り付けます．

FreeJSTAT 22.0J-Untitled

ファイル(F)　編集(E)　表示(V)　統計(S)　相関(C)　データ設定(D)　グラフ(G)　マクロ(M)　R言語(Z)　ウィンドウ(W)　送金登録(R)　ヘルプ(H)

label		1	2	3	4	5	6	7
label		事業前	事業後					
1		3.7	3.4					
2		6	5.5					
3		3.1	4.2					
4		3	3.8					
5		3.5	3.1					
6		5	5					
7		5.6	4.6					
8		3.4	3					
9		5.5	4.5					
10		3.8	3.5					
11		4.5	4					
12		4.6	4.1					
13		3.8	3.7					
14		3.3	3.7					
15		4	3					
16		3	2.7					
17		2.7	2.6					
18		3.7	3.7					
19		3.7	3.4					
20		3.5	3.3					
21		4.1	3.8					
22		3.4	3.1					
23		3.7	3.5					
24		5.8	4.5					
25		4.2	3.7					
26								

② 棒グラフ（1因子2群）を選択します.

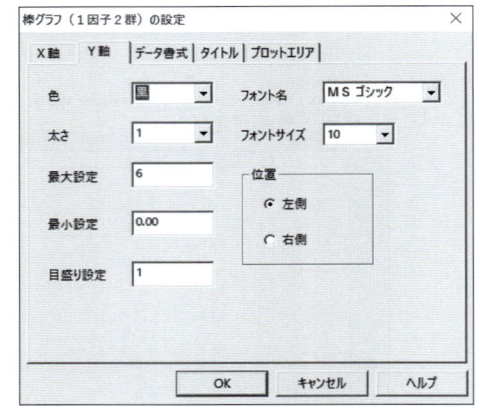

③ 書式を整える画面が開くので, 軸の書式などを設定します. 今回はY軸の最大設定を6として目盛りを1に変更しました. 設定が完了したらOKを選択します.

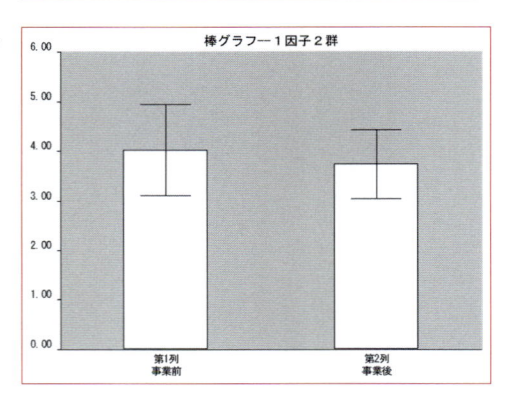

④ 標準偏差つき棒グラフが完成します.

⑤ この状態でコピーすると Power Point や Microsoft Word に貼り付けることができます．選択して右クリックした後でグループ解除をすれば分解した図として扱えるようになるので，グラフの色やラベルのフォントなどを編集できます．完成した標準偏差つき棒グラフのレイアウトは p.44 を参照してください．

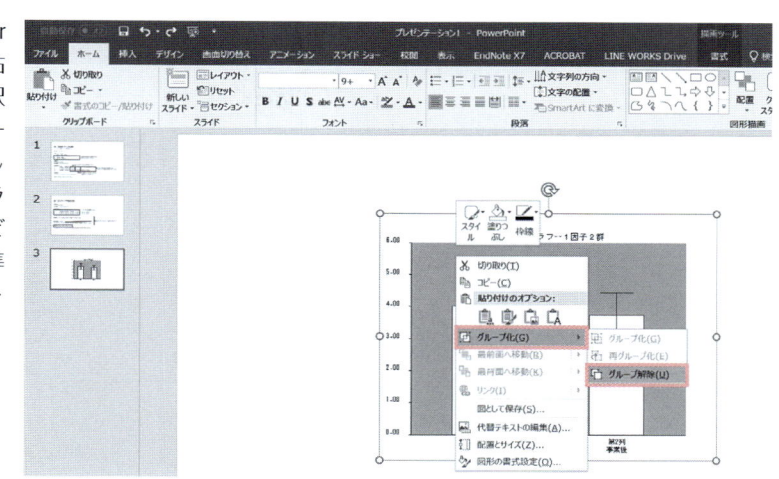

3群以上のパラメトリック検定で用いる図

一元配置分散分析のグラフ

 解析用データ 3-1 を使用

① JSTAT のワークスペース画面に Excel からデータをコピーして貼り付けてから，データ設定の 1 因子 3 群以上のデータ設定を選択します．

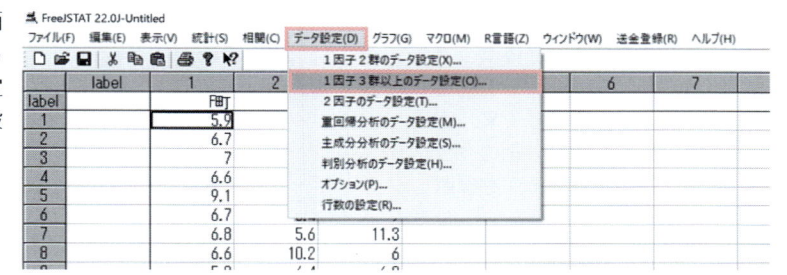

② 作図するデータを選択して→でデータ・リストから設定値に移動して OK を選択します（設定方法は統計解析を実施する時と同じなので収録されている CD-ROM の説明を参照してください）．

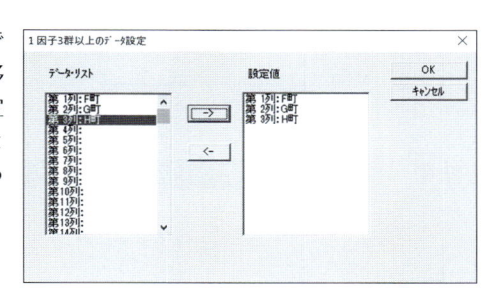

③　棒グラフ（1 因子 3 群以上）を
選択します.

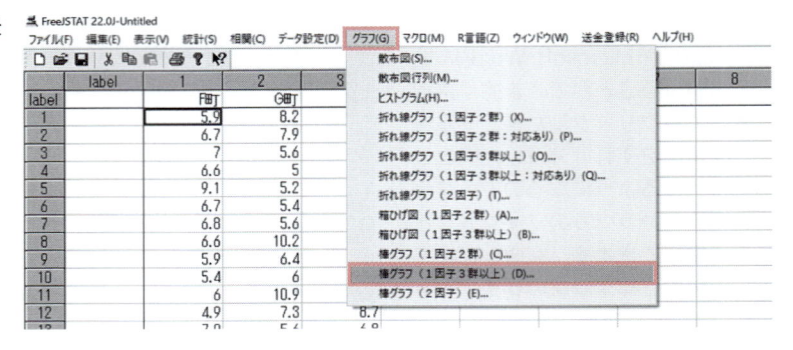

④　書式を整える画面が開くので,
軸の書式などを設定してから
OK を選択します.

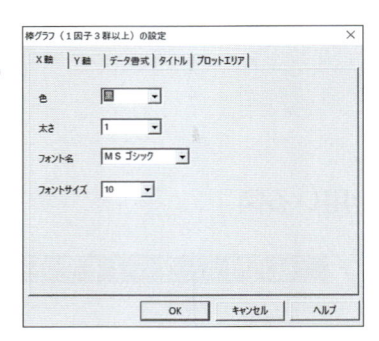

⑤　3 群の標準偏差付き棒グラフが
表示されます. グラフの編集方
法は前述したとおりです. 完成
した一元配置分散分析のグラフ
のレイアウトは p.59 を参照し
てください.

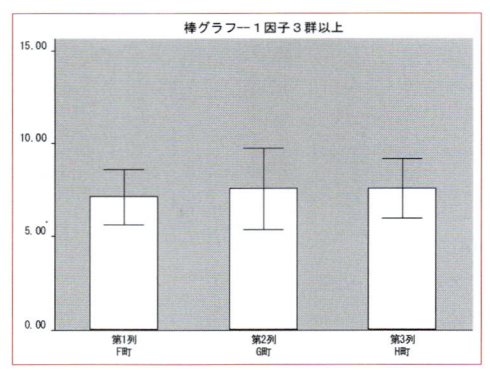

一元配置分散分析反復測定法のグラフ

 解析用データ 3-2 を使用

①　Excel からデータをコピーし,
JSTAT に貼り付けてからデー
タ設定でデータの選択をすると
ころまでは一元配置分散分析の
グラフと同一です.

② 折れ線グラフ（１因子３群以上）を選択します．

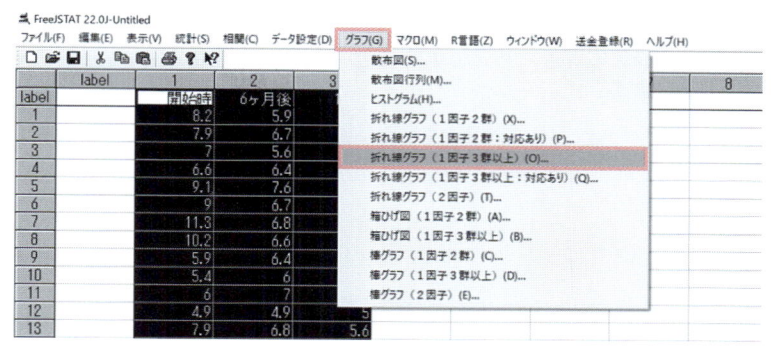

③ 書式を整える画面が開くので，軸の書式などを設定してからOKを選択すると，３群の折れ線グラフが表示されます．グラフの編集方法は前述したとおりです．完成した一元配置分散分析のグラフのレイアウトはp.61を参照してください．

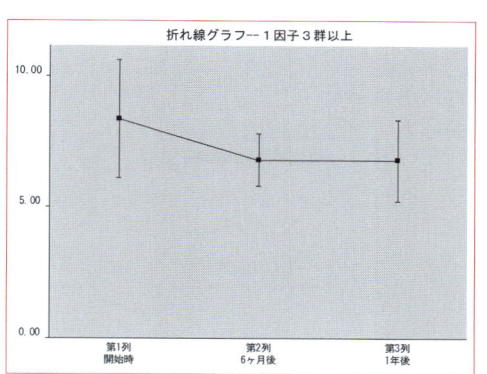

２因子のパラメトリック検定で用いる図

二元配置分散分析の棒グラフ

 解析用データ３-３を使用

① JSTATのワークスペース画面にExcelからデータをコピーして貼り付けてから，データ設定の２因子のデータ設定を選択します（設定方法は統計解析を実施する時と同じなので収録されているCD-ROMの説明を参照してください）．

② B-1 列・A-1 行を選択すると，データ設定のウィンドウが立ち上がります.

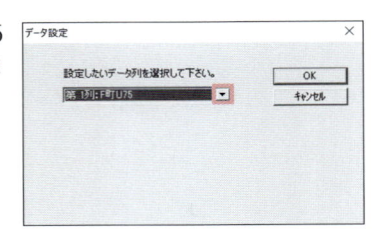

③ ▼を選択して第一列：F町U75 に変えてから OK を選択します.

④ ③と同様の方法で以下のように 2 行×3 列のデータ設定を行い，終了したら Esc ボタンを押してデータ入力の画面に戻ります.

⑤ 棒グラフ（2 因子）を選択します.

⑥ 書式を整える画面が開くので，軸の書式などを設定してから OK を選択すると，２因子の棒グラフが表示されます．グラフの編集方法は前述したとおりです．完成した二元配置分散分析の棒グラフのレイアウトは p.63 を参照してください．

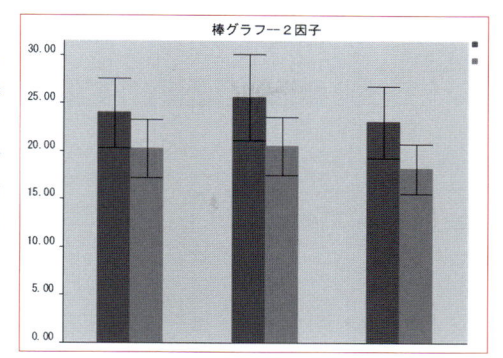

二元配置分散分析の折れ線グラフ

解析用データ 3-4 を使用

① Excel からデータをコピーし，JSTAT に貼り付けてからデータ設定でデータの選択をするところまでは二元配置分散分析の棒グラフと同一です．

② 折れ線グラフ（２因子）を選択します．

③ 書式を整える画面が開くので，軸の書式などを設定してから OK を選択すると，２因子の折れ線グラフが表示されます．グラフの編集方法は前述したとおりです．完成した二元配置分散分析の折れ線グラフのレイアウトは p.66 を参照してください．

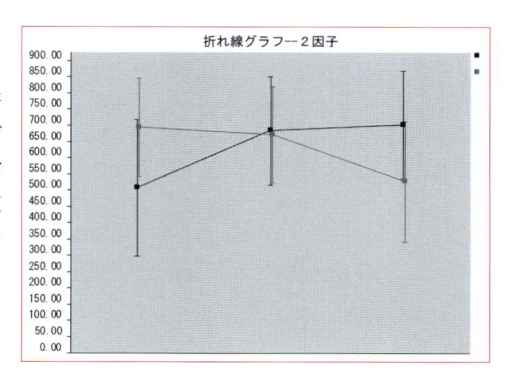

ノンパラメトリック検定で用いる図

2群の箱ひげ図

 解析用データ 4-2 を使用

① JSTAT のワークスペース画面に Excel からデータをコピーして貼り付けます．グラフ箱ひげ図(1 因子 2 群)を選択します

② 書式を整える画面が開くので，軸の書式などを設定します．今回は Y 軸の最大設定を 30 として目盛りを 10 に変更しました．設定が完了したら OK を選択します．

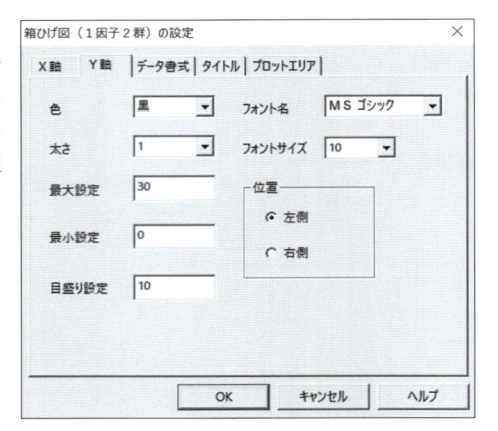

③ 2 群の箱ひげ図の作図が完成します．この状態でコピーすると Power Point や Microsoft Word に貼り付けることができます．標準偏差つき棒グラフと同様の方法でグラフの色やラベルのフォントなどを編集できます．完成した箱ひげ図のレイアウトは p.31 を参照してください．

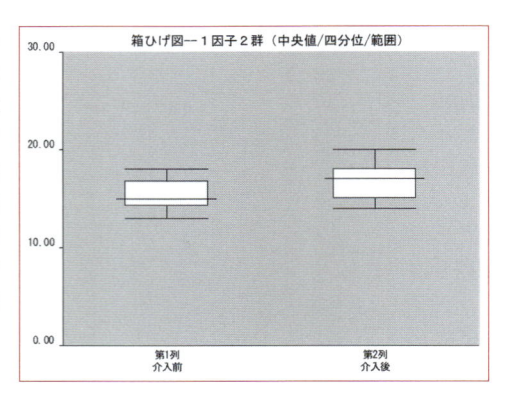

126

3 群以上の箱ひげ図

解析用データ 4-4 を使用

① JSTAT のワークスペース画面に Excel からデータをコピーして貼り付けます. データ設定の方法は一元配置分散分析と同様です. データ設定を終了した後, グラフ箱ひげ図(1 因子 3 群以上)を選択します.

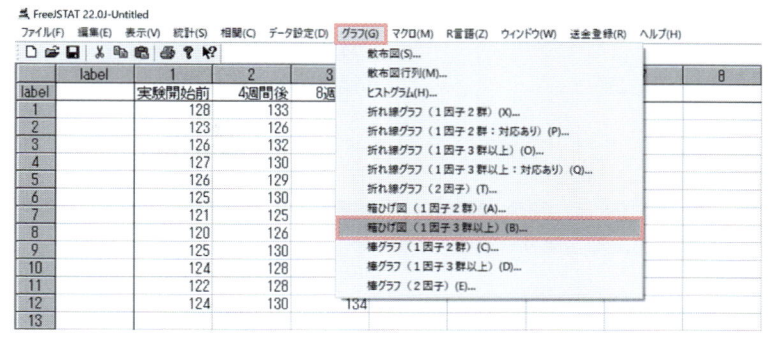

② 書式を整える画面が開くので, 軸の書式などを設定します. 今回は Y 軸の最大設定を 150 として目盛りを 100 に変更しました. 設定が完了したら OK を選択します.

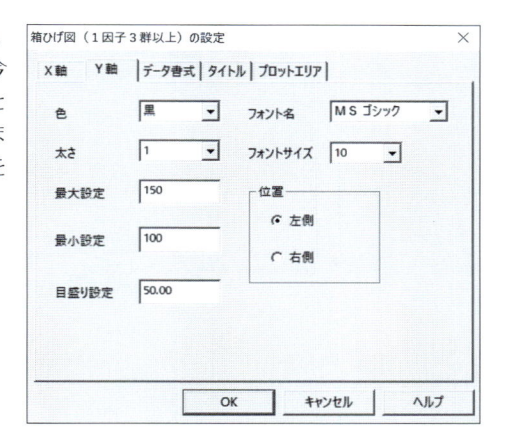

③ 3 群以上の箱ひげ図の作図が完成します. グラフの編集方法は 2 群の箱ひげ図と同様です. グラフのレイアウトは p.81 を参照してください.

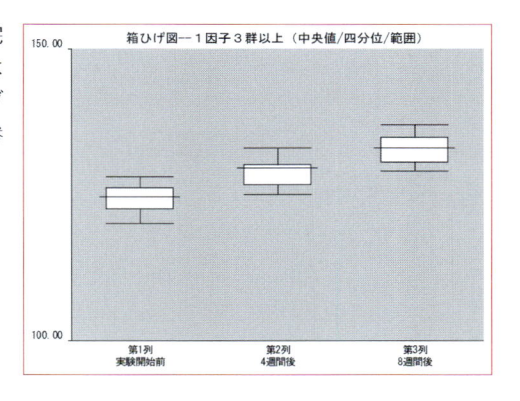

Microsoft Excel を用いた折れ線グラフの作図

対応のあるデータのグラフ化　　☞　| 解析用データ 4-2 を使用 |

　対応のあるデータの場合，折れ線グラフを用いるとデータの条件間の変化様態がわかりやすくなります．ただし，データ数が多い場合は，逆にわかりづらくなってしまうので，データ数がある程度限られている場合におすすめする表示方法です．

① 中央値を Excel の関数，MEDIAN を用いて計算します．

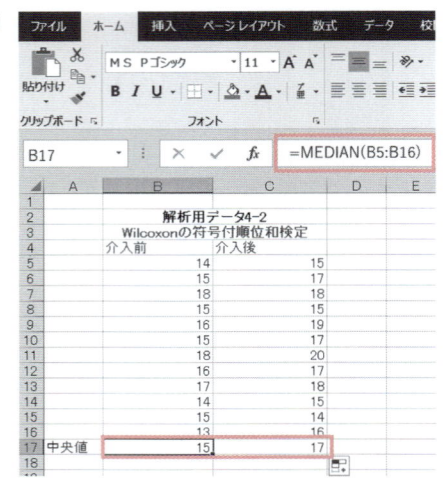

② データを選択⇒赤枠⇒ 2D 折れ線グラフの中のマーカー付き折れ線グラフを選択します．

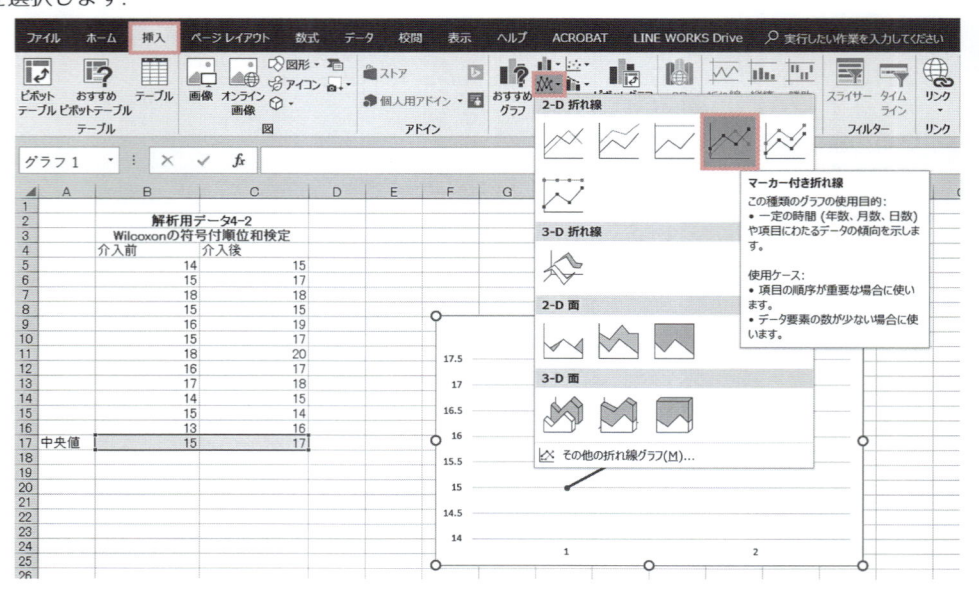

③ 図のようなグラフが表示される
　ので，行/列の切り替えを選択
　します．

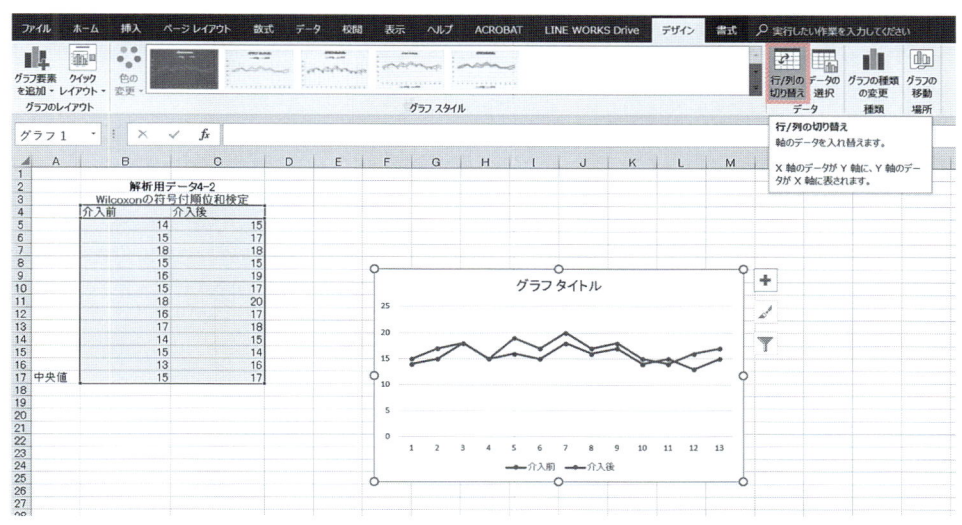

④ 図のような折れ線グラフが出力
　されます．
⑤ 完成した2群の折れ線グラフ
　のレイアウトはp.77を参照し
　てください．

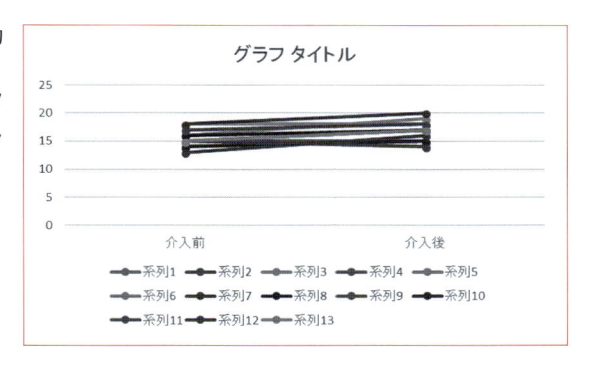

⑥ 3群の作図はデータを選択する
　ときに3列を選択すれば，2群
　と同様の方法で作図可能です．
⑦ 完成した3群の折れ線グラフ
　のレイアウトはp.81を参照し
　てください．

ドットプロット

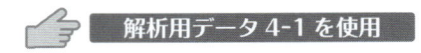

解析用データ4-1を使用

① 中央値を入力します．介入群の
データの横に 1，非介入群の
データの横に 2 をそれぞれ入
力します．

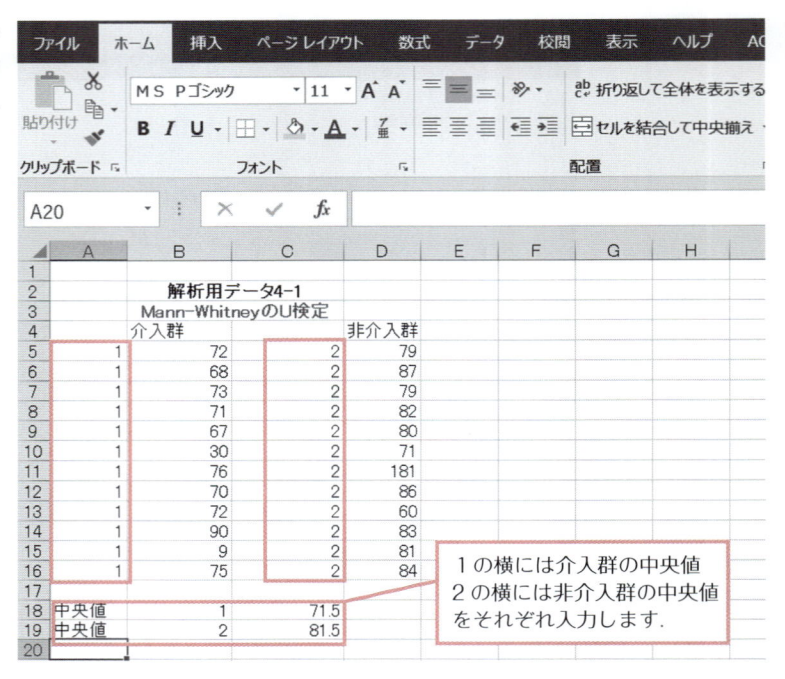

1の横には介入群の中央値
2の横には非介入群の中央値
をそれぞれ入力します．

② 1と介入群のデータを選択⇒
赤枠⇒散布図を選択で，図のよ
うなドットプロットが出力され
ます．

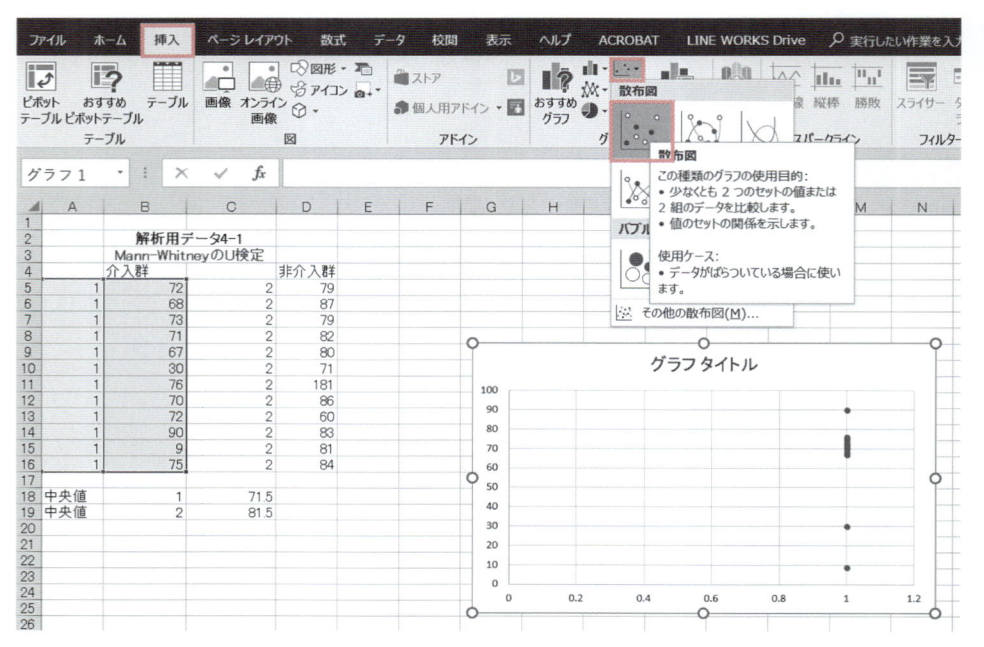

③ 非介入群のデータを選択して②と同様の方法でドットプロットを作図します.

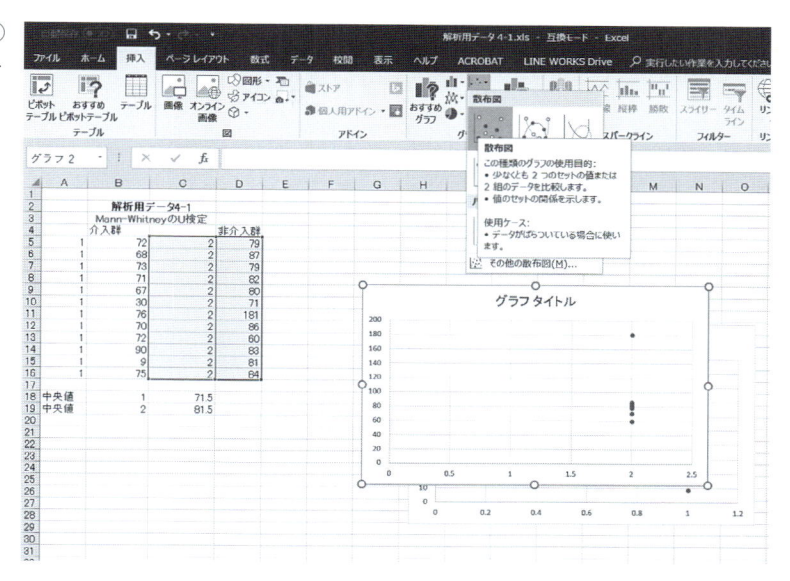

④ 非介入群のグラフの右上の白い領域にカーソルをあわせて右クリックをしてコピーを選択します.介入群のグラフの右上の白い領域にカーソルをあわせて右クリックして貼り付けを選択します.

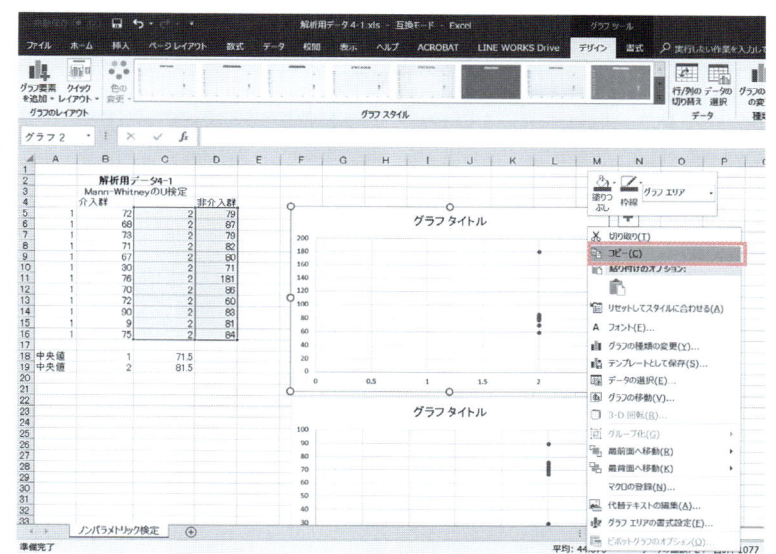

⑤　介入群のドットプロットに非介入群のドットプロットが重なります.

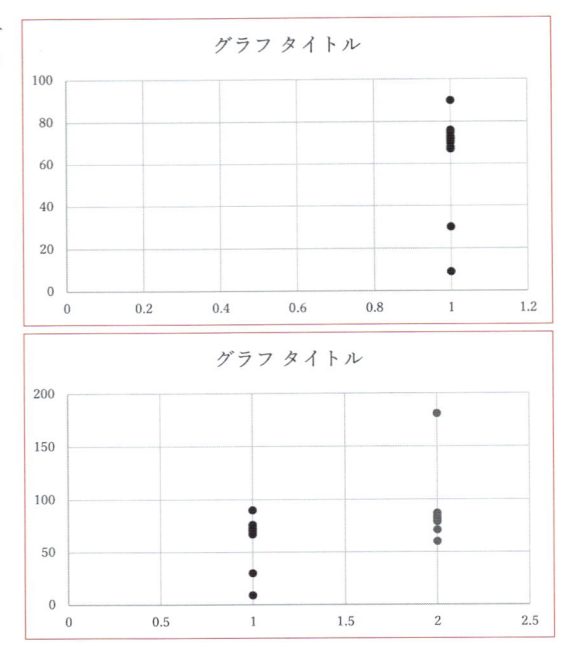

⑥　中央値でも同様にドットプロットを作図します.

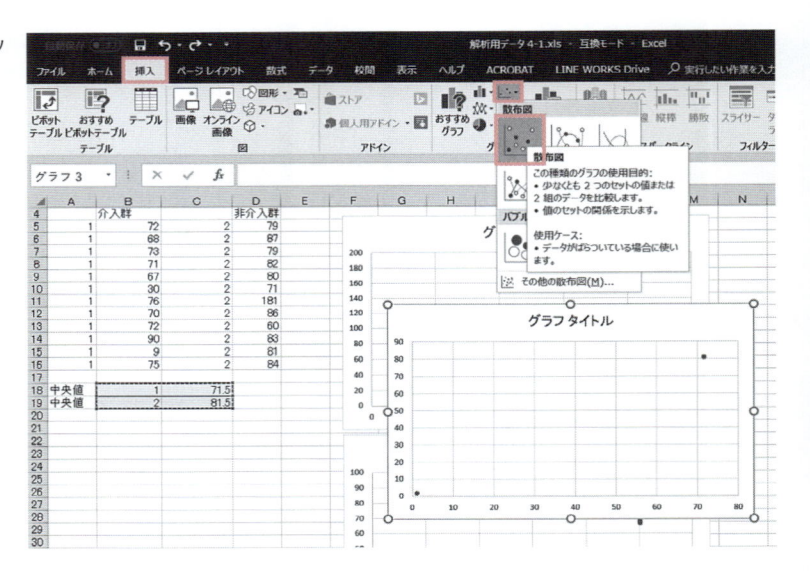

⑦ 左のように作図された中央値の
ドットプロットを選択し，行/
列の切り替えを選択します．後
に⑤と同様の手順で介入群と非
介入群のドットプロットに貼り
付けます．

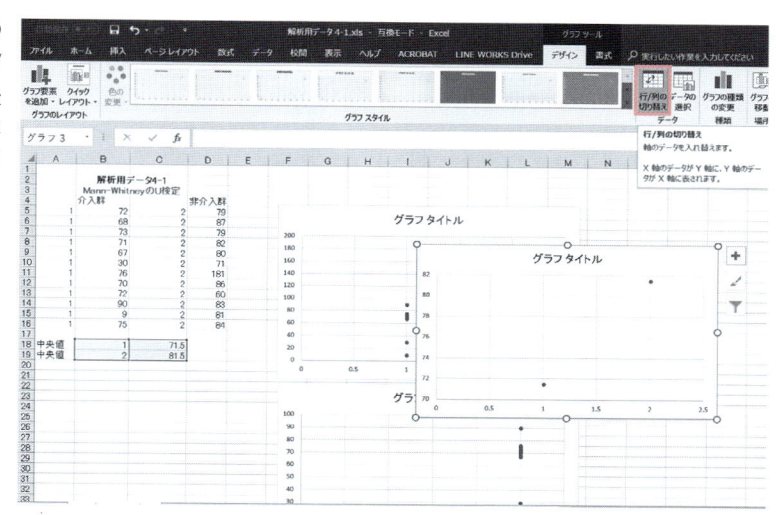

⑧ 図のような中央値付きドットプ
ロットが出力されます．

⑨ 完成した2群のドットプロット
のレイアウトはp.75を参照
してください．
ドットプロットを使用する場
合，代表値である中央値を他の
プロットと形や色を変えて表示
しておくとわかりやすくなりま
す．

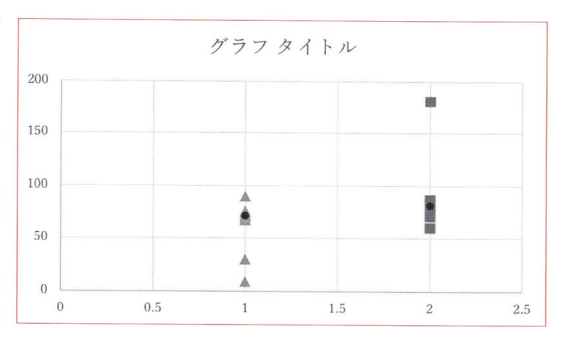

⑩ 3群の作図も各群のドットプ
ロットを3回繰り返して作図
した後で中央値を貼り付ければ
作図可能です．完成した3群
のドットプロットのレイアウト
はp.79を参照してください．

相関と回帰で用いる図

2変数の散布図と回帰直線　　　解析用データ 5-1 を使用

① JSTAT のワークスペース画面に Excel からデータをコピーして貼り付けます.

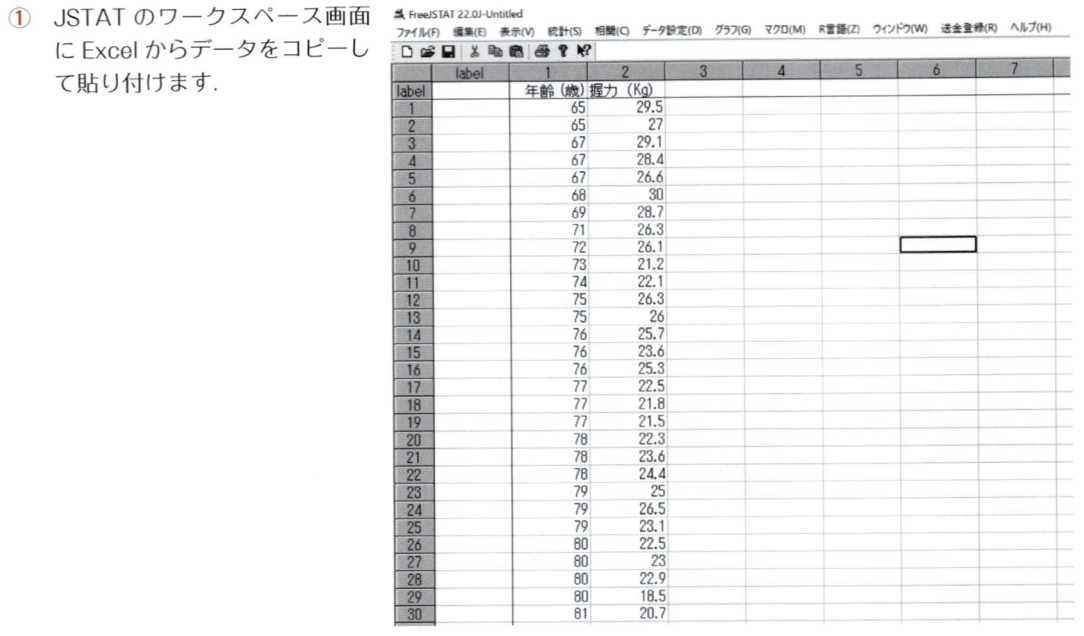

② グラフ⇒散布図を選択します.

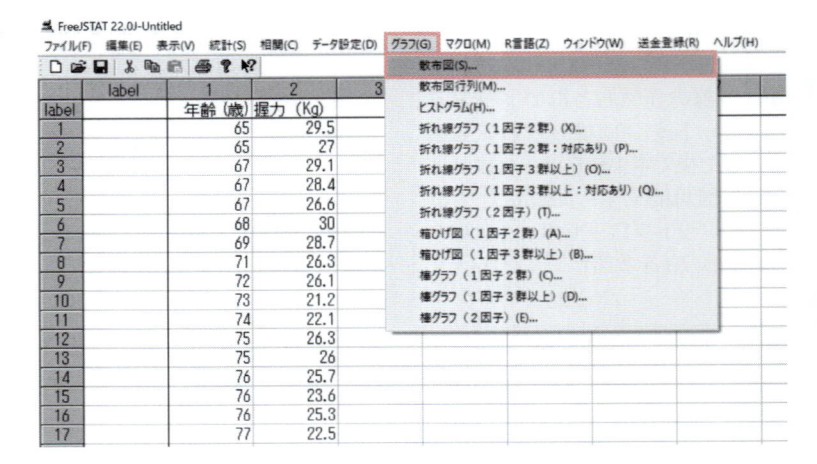

③　書式を整える画面が開くので軸の書式などを設定します．今回マイナスの値は含まれていないので，X軸とY軸ともに最小値は0に設定してください．

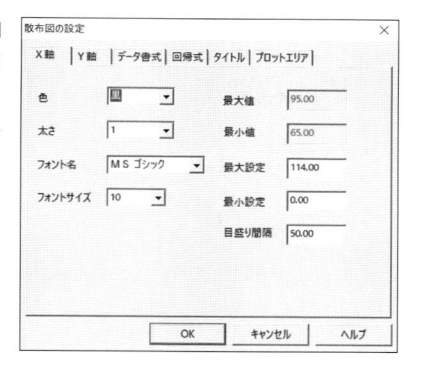

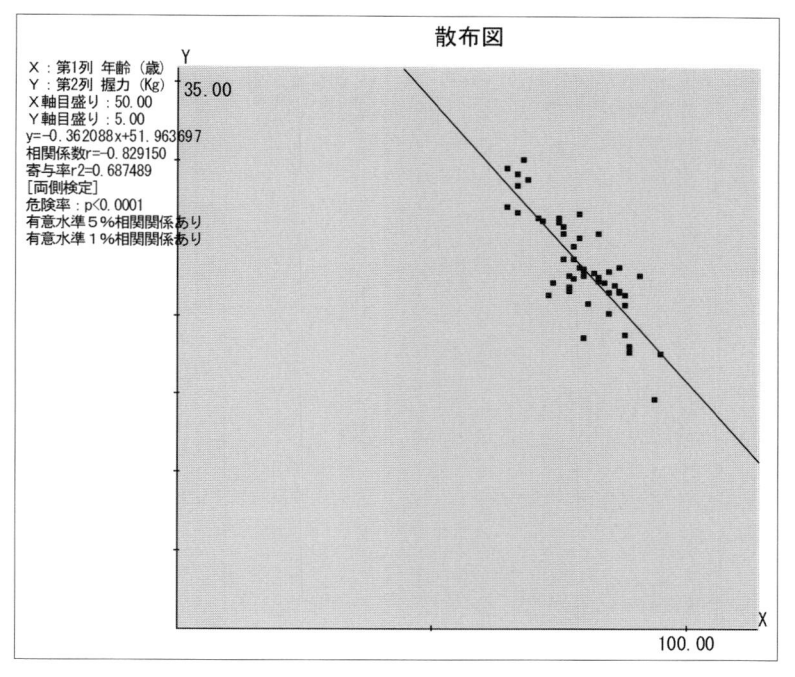

④　グラフ上でダブルクリックする
　とグラフが編集できるようにな
　ります．回帰直線を表示させな
　い場合は，グラフの編集から回
　帰式のタブを選択して表示しな
　いを選択してください．

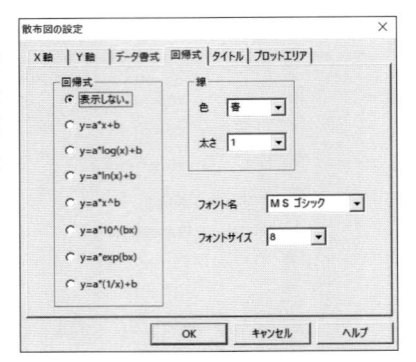

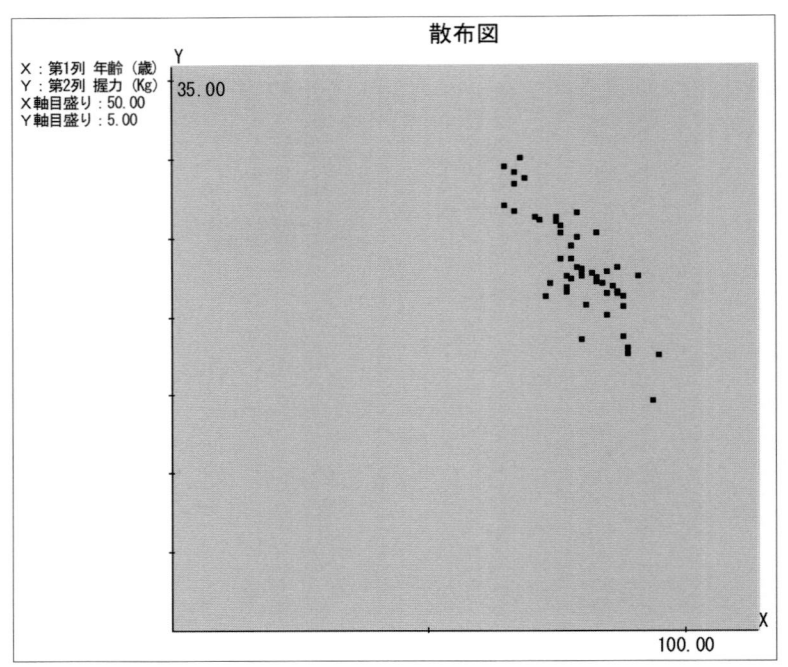

⑤　ノンパラメトリックの場合も作
　図方法は一緒です．レイアウト
　は p. 97, 99 を参照してくださ
　い．

多変量解析で用いる表

表は Excel のシートに JSTAT で計算した数値を入力して作成した後，表全体をコピーして貼り付けると Microsoft Word や Microsoft PowerPoint などで使用できます．形式は Excel のシートで整えてから Microsoft PowerPoint や Microsoft Word で使用すると良いでしょう．

重回帰分析

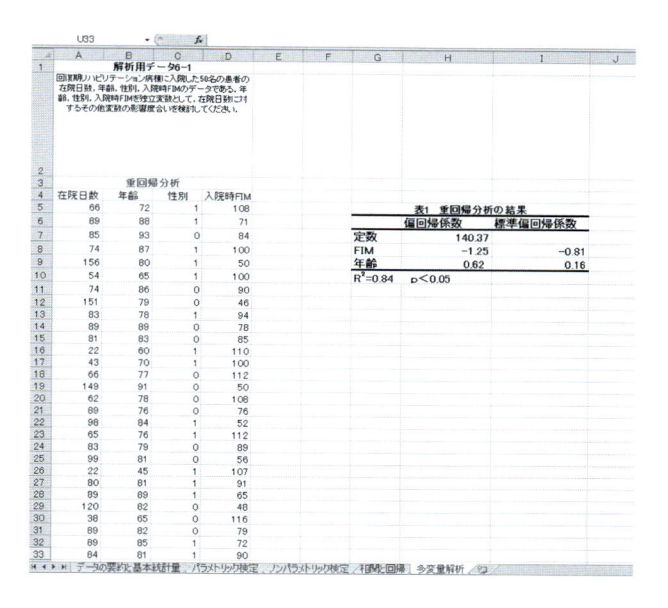

ロジスティック回帰分析

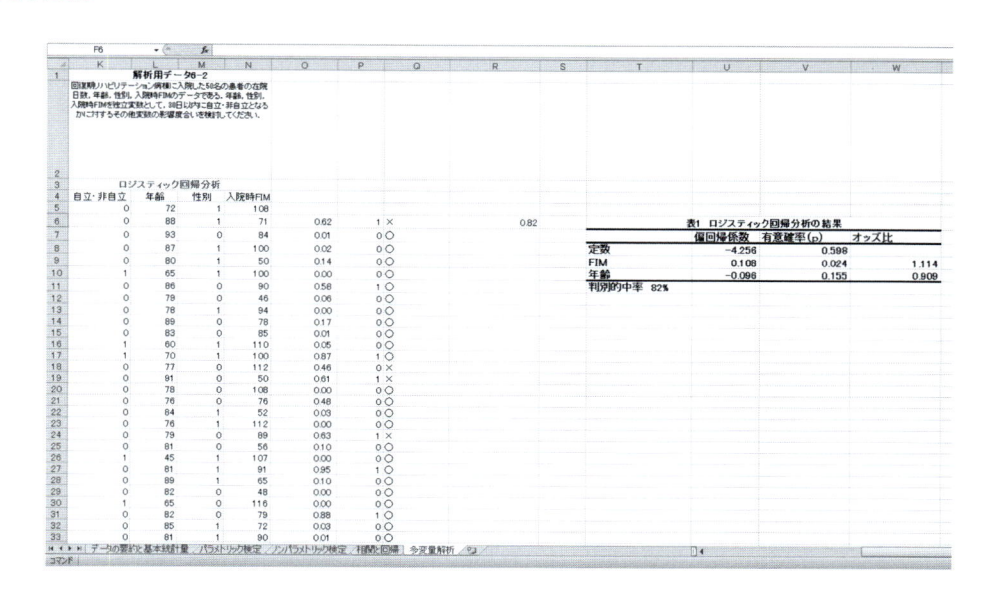

索 引

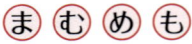

すぐできる！リハビリテーション統計（改訂第2版）［解析ソフト付］
─データのみかたから検定・多変量解析まで

2012年10月10日	第1版第1刷発行	監修者 山本澄子，谷 浩明
2019年 2月15日	第1版第7刷発行	発行者 小立健太
2019年 7月10日	第2版第1刷発行	発行所 株式会社 南 江 堂
2024年 1月20日	第2版第3刷発行	☏113-8410 東京都文京区本郷三丁目42番6号

　　　　　　　　　　　　　　　　　☎（出版）03-3811-7236 　（営業）03-3811-7239
　　　　　　　　　　　　　　　　　ホームページ https://www.nankodo.co.jp/
　　　　　　　　　　　　　　　　　　　　　　　　　　　印刷・製本 真興社
　　　　　　　　　　　　　　　　　　　　　　　　　　　CD-ROM 製作 中録新社

Statistics on Rehabilitation Research
©Nankodo Co., Ltd., 2019

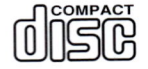

付属 CD-ROM 使用の際の注意事項

1. 本 CD-ROM の使い方については巻頭 viii～ix に掲載しております「付属 CD-ROM の使い方」をご参照ください.
   本 CD-ROM は，容量の関係上，初回起動時に読み込みのための時間(PC の性能に依存しますが，**1～数分程度**)を必要とします.数分経過しても起動しない場合は，「PC」(Windows 7, Windows Vista であれば「コンピュータ」，Windows XP 以前であれば「マイコンピュータ」)から直接 CD-ROM を起動(ドライブをダブルクリック)させてください.
2. 本 CD-ROM の無断での複製，頒布，貸与，公衆送信等は著作権法で禁じられています.
3. 本 CD-ROM の使用，あるいは使用不能によって生じた損害に対しての保障はいたしません.
4. 本 CD-ROM を，下記「5. 動作環境」以外の環境で使用された場合の動作保障はいたしません.なお，当社の調査では下記環境下でのほぼ正常な動作を確認しております.
5. 動作環境
   ・CD-ROM の動作環境*
   Windows XP, Windows Vista, Windows 7, Windows 8, Windows 10
   ・JSTAT の動作環境*
   Windows 98 から Windows 10 までのすべての OS
   *いずれも Macintosh では動作いたしません.
   ・必要なソフト
   Microsoft Excel(サンプルデータ用)
   Microsoft PowerPoint(講義資料用)
6. JSTAT について
   ・FreeJSTAT(JSTAT 書籍付属版)(以下 JSTAT)の著作権は佐藤真人に帰属し，ユーザは本「注意事項」に基づき JSTAT を使用するものとします.
   ・JSTAT には，技術サポートの義務はありません.
   ・JSTAT は株式会社南江堂が，本書に添付する付属ソフトウェアとして使用する許可を得たものであり，第三者へ貸し出したり，譲渡，売買，複製することはできません.ユーザは JSTAT の管理，使用について一切の責任を負うものとし，これらの使用による損害が発生しても，弊社および著作権者は一切の責任を負いません.
   ・以上，JSTAT をインストールした時点で，上記の内容についてすべて同意したものと判断し，効力が発生いたします.
7. 本 CD-ROM の初期不良などに関するお問い合わせは，下記宛に FAX または E-mail でお問い合わせください.
   FAX：03-3811-7266
   E-mail：support@nankodo.co.jp